ライフサイエンス選書

審査の質確保と参加者保護のための
臨床研究倫理ガイドブック

熊本大学名誉教授
静岡県立大学客員教授
中野 眞汎

ライフサイエンス出版

序：本書が企画された経緯

わが国では，臨床研究倫理学の発展が欧米に比べ遅れていたという状況下に，国際ICH GCP（ICH Harmonised Tripartite Guideline for Good Clinical Practice：ICH医薬品の臨床試験の実施の基準）に順じたGCP省令が法律として公示された。以降，医薬品の臨床試験を実施する際の基準がなぜそのような規則として決められたかの根拠が示されないまま，規則に従って実施することが求められてきた。医療関係者がGCPで求める内容よりも一歩進んだ案を提示しても，GCPの枠に縛られているために認められなかったり，臨床試験を審査する教育が行われないままに審査委員が委嘱されたりしたため，十分な審査がなされずに試験が承認された可能性のあることが容易に想定できる。

IRB（Institutional Review Board：治験審査委員会）の参考書が少ない状況では，臨床研究の進歩のためには，臨床研究者，臨床研究支援者としてのCRC（clinical research coordinator：臨床研究コーディネーター）と臨床研究審査委員の三者に，臨床研究のあり方を理解していただくことが必要だと考えている。

臨床研究実施と臨床研究審査の質を高め，それにより参加者の安全性の確保に貢献できる書の執筆を目指して，国外の状態を視察することにした。米国で実績があるPRIM&R（Public Responsibility in Medicine and Research）が運営する臨床研究倫理学会ともよべるAdvancing Ethical Research Conferenceへの出席の機会を得て，同じ市内の大学病院の倫理審査委員会にも同席させていただいた。合わせて，同大学の，臨床研究実施計画作成を支援する部門，得られたデータを解析する生物統計支援部門を備えた総合臨床研究センターを見学させていただいた。

規則とは指示を与えるものだが，なぜその規則が採用されたかが理解されないと，実務上で不合理と感じる作業でさえ，従わざるをえないこととあきらめてしまう懸念がある。だが，規則のもととなる倫理学を理解できれば，倫理的に許される範囲でその実務を改善できよう。

新薬開発が国策である日本においては，国際的にも認められる臨床研究が発展するように，各研究者，支援する各CRCと各倫理審査委員はともに臨床研究倫理学を勉強していただきたい。

今回の企画を推進していただいたライフサイエンス出版の須永編集部長と編集の森永室長に深謝する。

中野眞汎

本書の構成

手軽にご参照いただくため，手にしやすいA5版を選択し，各項目(問いかけ)の解説は可能なかぎり簡潔にまとめた。また，参考となる情報源のURLを記した。

解説は，以下の9章に分けた。

1章　臨床研究の重要性と倫理審査の必要性
2章　臨床試験審査委員会のあり方
3章　参加者(被験者)の保護と対応
4章　臨床試験の質の確保
5章　倫理審査で参考にすべき倫理基準・規則等①(国際的資料)
6章　倫理審査で参考にすべき倫理基準・規則等②(国内資料)
7章　倫理審査で参考にすべき倫理基準・規則等③(国外資料)
8章　臨床試験審査委員会事務局の業務と認定・認証
9章　臨床研究倫理審査の現状と将来

本書は以上であるが，電子媒体での発行も検討中である。

本書の用語

　ヒトが研究対象となる"臨床研究"のうち，複数の薬物，製剤などの比較などを含む研究は"臨床試験"，臨床試験のうち，製造販売許可申請資料収集を目的とする臨床試験は"治験"とよばれている。したがって，臨床研究には臨床試験，治験も含まれ，臨床試験には治験が含まれる。

　今後，臨床試験の実施計画作成と審査が充実すれば，臨床試験審査委員会の一部として治験審査がなされる可能性があるため，本書においては臨床試験と記しても，そのなかに治験が含まれる場合もある。現在は治験に限定されていても，臨床試験にもあてはまる場合がある。たとえば補償・賠償の問題は，以前は治験で論じられたが，臨床試験でも重要な対応事項である。

・審査委員会の種類
　医科大学，総合大学の医学部には以前から医の倫理委員会が，病院には臨床研究審査委員会，さらに治験だけを審査する治験審査委員会(IRB)が設置されている。臨床試験審査委員会で臨床試験と治験を審査し，倫理委員会は遺伝子分野などに限定して審査される場合がある。

目　次

序：本書が企画された経緯 …………………………………………………………… 3
本書の構成・本書の用語 …………………………………………………………… 4

1　臨床研究の重要性と倫理審査の必要性
　臨床研究をどのように位置付けるか ………………………………………… 12
　日常診療と臨床試験はどのように違うのか ………………………………… 13
　臨床試験と治験をどのように区別するか …………………………………… 14
　医師主導の治験とはどういうものか ………………………………………… 15
　治験開始までの準備と流れはどのようになるか …………………………… 16
　臨床試験実施計画がなぜ開始前に審査されるのか ………………………… 17
　臨床試験審査委員会ではどのような流れで審議されるか ………………… 18
　新規治験薬臨床試験申請時の審査項目は何か ……………………………… 19
　治験薬臨床試験などの継続申請に関する審議項目は何か ………………… 20
　臨床試験実施計画書にはどのような項目が含まれるか …………………… 21
　臨床試験薬概要書（治験薬概要書）にはどのような情報が含まれるか …… 22
　臨床試験説明文書にはどのような項目の記載が求められているか ……… 23
　同意書はどうあるべきか ……………………………………………………… 25
　臨床試験参加カードはどうあるべきか ……………………………………… 26
　補償・賠償に関する文書はどのように扱うか ……………………………… 27
　臨床試験において参加者募集では何に注意すべきか ……………………… 28
　審議項目を整理するためのワークシートをどう使うか …………………… 29

2　臨床試験審査委員会のあり方
　臨床試験審査はなぜ委員会形式で行われ可否投票で決めるのか ………… 32
　臨床試験審査委員会設置母体としてどのような組織が認められているか … 33
　施設内審査委員会と外部審査委員会の各特徴は何か ……………………… 34
　中央臨床試験審査委員会審議をどう考えるか ……………………………… 35
　臨床試験審査にはどのような委員が参加すべきか ………………………… 36
　理想的な臨床試験審査委員会はどのような委員から構成されるか ……… 37
　臨床試験審査委員会における委員長の役割は何か ………………………… 38
　審査委員にはどのような役割が期待されているか ………………………… 39
　試験実施計画審査における各専門委員の役割は何か ……………………… 40
　審査委員からの質問をなるべく早く解決しておくべき理由は何か ……… 41
　迅速審査会はどのような場合にどのような構成員で開かれるか ………… 42
　出席委員の交代はどのような条件下で許されるか ………………………… 43
　審査委員会の開催頻度，開催時刻はどのように考えたらよいか ………… 44

審査方法としてどのようなかたちが考えられてきたか ………………… 45

3　参加者（被験者）の保護と対応
　　◆ 安全性の確保
　　　なぜ臨床試験参加者という用語を推奨するのか ………………………… 48
　　　臨床試験実施過程で参加者の安全性はどこで監視されるか …………… 49
　　　参加者保護のために申請書ではどのような項目を審査するか ………… 50
　　　臨床試験説明文書に参加者が守るべき事項が明記されているか ……… 51
　　　参加者への形式的過保護はどのようなことを招くか …………………… 52
　　◆ 参加者への配慮
　　　臨床試験参加者として配慮すべき集団は何か …………………………… 53
　　　女性が参加する臨床試験では何に注意すべきか ………………………… 54
　　　小児が参加する臨床試験の審査はどうしたらよいか …………………… 55
　　　高齢者，あるいは思考・判断できない患者が参加する臨床試験での
　　　　注意点は何か ………………………………………………………………… 56
　　　臨床試験関係者の影響が及びやすい参加者に対する臨床試験での
　　　　注意点は何か ………………………………………………………………… 57
　　　健康人の第Ⅰ相臨床試験参加における留意点は何か …………………… 58
　　◆ 困難な状況での対応
　　　危険性が高い臨床試験薬の臨床試験をどう考えるか …………………… 59
　　　救命的背景での臨床試験にどう対応するか ……………………………… 60
　　　遺伝子解析を伴う臨床研究ではどのような注意が求められるか ……… 61
　　　臨床試験でのプラセボ使用をどう考えるか ……………………………… 62
　　　同効の臨床試験薬使用前の洗い出し休薬期間をどう考えるか ………… 63
　　　ボランティアへの支払いと負担軽減費をどう考えるか ………………… 64
　　　健康人の第Ⅰ相臨床試験への参加に関する支払いの考え方は
　　　　どのようになるか ………………………………………………………… 65
　　　臨床試験中に有害事象が発生した場合の対応はどのようにすべきか … 66
　　　臨床試験参加者が健康被害を受けた場合にはどのように対処されるか … 67
　　　有害事象発生報告の審議はどの程度求められているか ………………… 68
　　　米国などの臨床試験参加者アドボケートの役目は何か ………………… 69
　　　臨床試験途中で受診しなくなる者へどう対応すべきか ………………… 70

4　臨床試験の質の確保
　　　臨床試験の科学性確保のためにどのような分野を審査するか ………… 72
　　　臨床試験の信頼性確保にはどのような審査を行うか …………………… 73

治験審査委員会，臨床研究審査委員会審議結果をなぜ公開するか …………… 74
臨床試験継続の審議はどの程度なされるべきか ………………………………… 75
臨床試験進捗状況の報告は必要か ………………………………………………… 76
臨床試験審査委員会の判断にはどのようなものがあるか……………………… 77
臨床研究で利益相反（Conflict of Interest：COI）をいかに管理
　するか ………………………………………………………………………………… 78
『厚生労働科学研究における利益相反の管理に関する指針』は
　どのような内容か …………………………………………………………………… 79
臨床試験において試験担当者の利益相反の管理はなぜ必要か ………………… 80
臨床試験における利益相反とその管理について，他国ではどうしているか …… 81
臨床試験審査委員会採決時になぜ試験関係委員の退室が求められるか ……… 82

5　倫理審査で参考にすべき倫理基準・規則等 ①（国際的資料）
◆国際的倫理基準

臨床試験審査委員会での判断には国際的資料として何を参考にすべきか …… 84
『ニュルンベルグの綱領』はどのように位置付けられるか……………………… 85
米国医師会による医の倫理に関する最初の綱領はどのように
　位置付けられるか …………………………………………………………………… 86
米国医師会による医の倫理綱領とはどのような内容か ………………………… 87
世界医師会のジュネーブ宣言はどのように位置付けられるか ………………… 88
世界医師会の『医の倫理国際綱領』はどのように位置付けられるか ………… 89
世界医師会のヘルシンキ宣言はどのような経緯で成立したか ………………… 90
ヘルシンキ宣言中の「B すべての医学研究のための基本原則」とは
　どのような内容か …………………………………………………………………… 91
ヘルシンキ宣言中の「C 医療と結びついた医学研究のための追加原則」
　とはどのような内容か ……………………………………………………………… 93
患者の権利に関する世界医師会リスボン宣言とはどのような内容か ………… 94
医師主導の職業規範に関する世界医師会マドリッド宣言とは
　どのような内容か …………………………………………………………………… 95
米国病院会の患者の権利章典とはどのような内容か …………………………… 96
米国のベルモント報告はどのような経緯で作成されたか ……………………… 97
国際医科団体協議会CIOMSの疫学研究の倫理審査のための
　国際指針とは何か …………………………………………………………………… 98
CIOMSのヒトが参加する生物医学研究のための国際倫理指針とは
　どのような内容か …………………………………………………………………… 99

WHOの医薬品の治験のためのGCP指針とはどのような内容か ……… 100
WHOの生物医学研究を審査する倫理委員会の運営指針とは
　どのような内容か ……………………………………………………… 101
WHOの臨床研究実施基準手引書とはどのような内容か ……………… 102
UNESCOの生物倫理学と人権の普遍的宣言とはどのような内容か …… 103
UNESCOのヒトゲノムと人権に関する世界宣言とはどのような
　内容か …………………………………………………………………… 104
　◆ICHシリーズ
国際調和を目指す日米欧三極指針の目的と種類は何か ……………… 106
ICH E6 「医薬品の臨床試験の実施の基準」の制定目的と内容は
　何か ……………………………………………………………………… 107
ICH E8 「臨床試験の一般考慮事項」とは何か ………………………… 108
ICH E9 「臨床試験のための統計学的原則」とは何か ………………… 109
ICH E5 「外国臨床データを受け入れる際に考慮すべき民族的要因」
　とは何か ………………………………………………………………… 110
ICH E10「臨床試験における対照群の選択とそれに関連する諸問題」
　とは何か ………………………………………………………………… 111
ICH E11「小児集団における医薬品の臨床試験」とは何か …………… 112
ICH E7 「特殊な集団支援の研究：老人病学」とは何か ……………… 113
ICH E2A「臨床安全性データ管理：迅速報告のための定義と基準」
　とはどのような内容か ………………………………………………… 114
ICH E4 「新医薬品の登録（承認）を支援する用量-反応情報」とは何か …… 115

6　倫理審査で参考にすべき倫理基準・規則等 ②（国内資料）
　◆ 国内法
臨床試験審査委員会での判断には国内資料では何を参考にすべきか ……… 118
薬事法中の治験関連箇所はどこか ……………………………………… 119
医薬品の臨床試験の実施の基準（GCP省令）とはどのような内容か …… 120
医薬品の臨床試験の実施の基準はどのように運用されるか …………… 121
医療機器の臨床試験の実施の基準に関する省令はどのように
　異なるか ………………………………………………………………… 122
医薬品の製造販売後の調査及び試験の実施の基準に関する省令とは
　どのような内容か ……………………………………………………… 123
医薬品, 医薬部外品, 化粧品及び医療機器の製造販売後安全管理の
　基準に関する省令とはどのような内容か …………………………… 124

◆ 国内指針

厚生労働省の臨床研究に関する倫理指針の目的は何か …………………… 125
文部科学省と厚生労働省の疫学研究に関する倫理指針はどのような
　内容か ………………………………………………………………………… 126
3省ヒトゲノム・遺伝子解析研究に関する倫理指針の目的は何か ……… 127
文部科学省と厚生労働省の遺伝子治療臨床研究に関する指針とは
　どのような内容か ……………………………………………………………… 128
「手術等で摘出されたヒト組織を用いた研究開発の在り方について」
　とはどのような内容か ………………………………………………………… 129
厚生労働省「ヒト幹細胞を用いる臨床研究に関する指針」とは
　どのような内容か ……………………………………………………………… 130
文部科学省の「ヒトES細胞の樹立及び分配に関する指針」とは
　どのような内容か ……………………………………………………………… 131
文部科学省の「ヒトに関するクローン技術等の規制に関する法律」
　とはどのような内容か ………………………………………………………… 132
文部科学省の「特定胚の取扱いに関する指針」とはどのような
　内容か ………………………………………………………………………… 133

◆ 個人情報保護

刑法第13章134条には臨床研究に関わるどのような規定があるか ……… 134
個人情報の保護に関する法律とはどのような内容か ……………………… 135
医療・介護関係事業者における個人情報の適切な取扱いのための
　ガイドラインとはどのような内容か ………………………………………… 136
「医学研究等における個人情報の取扱いの在り方等について」とは
　どのような内容か ……………………………………………………………… 137

7　倫理審査で参考にすべき倫理基準・規則等③（国外資料）

参考にすべき欧米各国の規則には何があるか ……………………………… 140
米国の臨床試験関係連邦規則とはどのような内容か ……………………… 141
多施設共同試験における中央化治験審査委員会審査過程の利用法の
　ガイダンスとはどのような内容か …………………………………………… 142
欧州倫理委員会のための指針と勧告とはどのような内容か ……………… 143
EUの生物学と医学の適用に関する人権と人間の尊厳の保護協定とは
　どのような内容か ……………………………………………………………… 144
EUのヒト用医薬品製剤治験実施におけるGCP実施指令とは
　どのような内容か ……………………………………………………………… 145

生物医学研究に関する人権と生物医学についての協定への
　追加条約原案とはどのような内容か ……………………………… 146
ヒトで最初の治験の危険性を認識し緩和する戦略指針とは
　どのような内容か ……………………………………………………… 147
イギリスの治験におけるGCPのための医学研究評議会MRC指針とは
　どのような内容か ……………………………………………………… 148
カナダ3評議会政策声明とはどのような内容か ……………………… 149
オーストラリアのヒト参加研究における倫理的行動に関する
　2007国家声明とはどのような内容か ………………………………… 150
米国保健福祉省ヒト研究保護室の治験審査委員会手引書とは
　どのような内容か ……………………………………………………… 151
米国医師会誌に掲載されたNIHエマニュエルらの7-8倫理要件とは
　どのような内容か ……………………………………………………… 152

8　臨床試験審査委員会事務局の業務と認定・認証
臨床試験審査委員会事務局にはどのような業務が求められて
　いるか …………………………………………………………………… 154
審査委員会は臨床試験業務からの独立性が保たれなくてよいのか ………… 155
臨床試験審査委員会の記録はなぜ必要か ……………………………… 156
臨床試験結果，市販に関する情報を参加者へ伝えるか ……………… 157
臨床試験審査委員会業務担当者の認定はどこで行われているか ……… 158
ヒトが参加する研究の保護計画の認証はどのように行われているか ……… 159
治験審査委員会の認証はどのようになされているか ………………… 160

9　臨床研究倫理審査の現状と将来
臨床研究参加者保護の分野の専門家組織はあるか …………………… 162
現状の臨床試験審査委員会の審議体制にはどのような問題点が
　あるか …………………………………………………………………… 163
代替臨床試験審査委員会方式への議論はどのようになされているか ……… 164
検討されている代替臨床試験審査委員会のかたちとしてどのような
　ものがあるか …………………………………………………………… 165
治験と臨床研究の制度的統合の検討はなされているか ……………… 166

参考資料および後書き …………………………………………………… 167

1 臨床研究の重要性と倫理審査の必要性

臨床研究をどのように位置付けるか
日常診療と臨床試験はどのように違うのか
臨床試験と治験をどのように区別するか
医師主導の治験とはどういうものか
治験開始までの準備と流れはどのようになるか
臨床試験実施計画がなぜ開始前に審査されるのか
臨床試験審査委員会ではどのような流れで審議されるか
新規治験薬臨床試験申請時の審査項目は何か
治験薬臨床試験などの継続申請に関する審議項目は何か
臨床試験実施計画書にはどのような項目が含まれるか
臨床試験薬概要書（治験薬概要書）にはどのような情報が含まれるか
臨床試験説明文書にはどのような項目の記載が求められているか
同意書はどうあるべきか
臨床試験参加カードはどうあるべきか
補償・賠償に関する文書はどのように扱うか
臨床試験において参加者募集では何に注意すべきか
審議項目を整理するためのワークシートをどう使うか

臨床研究をどのように位置付けるか

『臨床研究に関する倫理指針』のなかで定義されているように，臨床研究は，医療における疾病の予防方法，診断方法，および治療方法の改善，疾病原因および病態の理解，ならびに患者の生活の質の向上を目的として実施される医療系研究であって，ヒトに参加してもらうものである。したがって，臨床研究はヒトに参加してもらい，医学・医療の目標を進展させるために設計された研究と定義されるので，参加してくれるボランティアへの配慮が重要な要件となる。

ある種の臨床研究は，新しい予防的，診断的，治療的介入または手順の開発を通して，医師と他の健康管理職がそれぞれの職業的能力を提供し合って研究を進めることが必要なため，医療職間の協力を高める訓練の場ともなりうる。また，研究チームは，仮説を検証するために臨床研究実施計画を作成・検討し，臨床研究実施計画書として参加者間で確認し合い，相互の協力を約束する必要がある。

研究に参加してもらう患者には，患者用説明文書を作成するなどして，研究の目的，方法をわかりやすい言葉を用いて説明し，研究への参加の同意を求め，「説明を受けたうえでの同意」(インフォームドコンセント) を受ける。

これらの実施計画の事前検討や同意取得過程は，診療分野でも参考になる。しっかりした臨床研究を通し同意取得の経験をした医師は，日常診療で十分に検討した治療計画を示す際に，患者に治療方法を説明したうえで同意を得れば，治療過程を患者自身にも理解してもらえるために，患者のモチベーションが上がり，協力も得られやすく，治療を進めやすいといわれている。

このように，臨床研究は新しい医学・医療技術の発展に寄与するばかりか，医師としての診療技術にも良好な影響を与えるので，臨床研究に取り組んでいる医療施設は，診療面でも患者への配慮が行き届きやすいと考えられる。

日常診療と臨床試験はどのように違うのか

　日常診療では，すでに実施された臨床試験で適応と安全性が確認された市販の医薬品が使用される。したがって，医師は患者の診察結果に基づいて，類似作用を示す複数の医薬品群のなかから適当と考えられる医薬品を自由に選ぶことができる。その医薬品の添付文書の記載範囲で，患者に合わせて1回の投与量，1日の投与回数を設定できるので，その医薬品としての有効性，安全性は発揮されやすい。

　一方治験で使用される治験薬は，適応と安全性がいまだ検討段階にある薬物であるため，薬物の種類は限られ，投与量は多くの場合すでに決められており，処方医の裁量が入る余地はない。

　言い換えると，日常診療で用いられる医薬品および医療器具は適応範囲と，有害反応の種類と発生率（安全性）が記載されていて，その適応に入る患者への使用のみが許可されている。一方，治験（臨床試験）中の薬物は適応範囲と安全性が検討・確認過程にあるため，それまでの試験で得られている情報から期待される効果が確認できるかどうかの検討段階にあり，有害反応の発生率も調査段階にある。そのため，担当医師と看護師，CRCには患者の症状に対する十分な観察が必要となり，患者本人には自身に起こりうる症状についての注意と，変化があった際には即座に医療従事者へ相談することが求められている。

　臨床試験の場合，特に新薬などは，従来からすでに診療で用いられている医薬品と比べて，有効性が高い，あるいは有効性は従来と同様であるが安全性が高い，すなわち有害反応の発生率が低い，または発生した際の有害反応が弱いなどの特長が想定でき，有効性，有害反応を調べているので，患者の立場からの協力も必須となる。

　治験参加中の治験薬は，治験の依頼者から供給され，検査費も依頼者が支払ってくれるので，そのメリットもある。

　いずれにしても，治験薬の使用を承諾した患者は，未知の部分が多い新薬の開発に協力しているわけで，今後の薬物療法の確立のために貢献しておられることになる。

臨床試験と治験をどのように区別するか

　ヒトに参加してもらう研究は臨床研究とよばれるが，そのなかで，介入後の結果を介入前と比較したり，複数の医薬品間の効果を比較したりするものは臨床試験とよばれる。臨床試験には，用法・用量が1日1回1錠内服とされた市販薬の服用時間を変更し治療効果と安全性に差が出るかを調べたり，市販同効医薬品の効果と安全性を比較したりする場合なども含まれる。

　臨床試験のなかでも，特に，新薬または新製剤で臨床試験結果を製造販売承認申請に用いる場合には治験とよばれる。一方，複数の市販医薬品で効果と安全性の差を調べる試験は臨床試験である。

　日本では，治験は『医薬品の臨床試験の実施の基準』とよばれる厚生労働省令の規定に従って実施されるため，開始前に治験審査委員会（IRB）による治験実施計画書の承認が求められている。また実施中には，症例報告書の内容が患者の診療録の記載と合っているか，治験依頼者側のモニターによる確認がなされ，厳密に扱われる必要がある。

　臨床試験では，厚生労働省告示の『臨床研究に関する倫理指針』に従うこと，臨床研究審査委員会へ臨床試験実施計画書を提出して許可を受けることが求められているが，終了後に規制当局からの査察などはないので，手続きの面から治験とは比較的大きな差がある。

　欧米では，治験と治験以外の臨床試験で多くの原則が共通し，同じ臨床試験審査委員会で審議されるので，臨床試験でも臨床試験実施計画書がしっかりした審査を受けている。

　治験は，対象が新薬，新製剤であるので，より慎重な取り扱いが求められており，製造販売承認を申請するための資料収集が目的である。薬剤は承認が得られれば，一般患者に広く使用されるので，その前段階である臨床データ収集は厳密であるべきだと考えられる。

　一般診療とは異なり，治験でも治験以外の臨床試験でも，患者または健康人に試験計画を説明して同意を得て参加してもらうので，参加者保護の立場から慎重に試験を実施すべきであり，試験実施計画書はしっかりと作成し，臨床試験審査委員会の審査を受けるべきである。そのような意味から，本解説では多くの場合に，治験をも含む臨床試験，すなわち臨床試験（治験を含む）として記すべきところを，単に臨床試験と記すこともありうる。

医師主導の治験とはどういうものか

　医薬品または医療機器として製造・販売の許可を得るには，市販後の使用における安全性を確認するための厳しい審査が求められている。特に「審査用」として提出すべき書類が多く，その内容に見合った試験を実施しなければならない。多くの場合，臨床試験は企業によって実施され，審査用書類も同様に準備されてきた。そのため，患者が少なく使用見込みが少ない医薬品や医療機器は，企業が経営的側面を重視して，臨床開発の対象にならないことが多い。

　そこで，患者数が少なく企業が臨床開発しにくい医薬品の場合，医師のグループが，市販して治療に供すべき医薬品の種類を討議し，製造許可を得るために治験を行う必要性も生じる。多くの場合，政府の研究助成金を受けて，医薬品の製造許可を目指した医師グループによって治験が計画される。これを医師主導治験とよび，企業の治験を対象に交付された『医薬品の臨床試験の実施の基準』を準用して，医師主導による治験が実施できる法的整備が行われた。平成14年7月の薬事法改正により，「自ら治験を実施する者」に関する規定が初めて設けられ，翌平成15年6月，GCP厚生労働省令の改正により，医師主導の治験の実施が制度上可能になった。

　厚生労働科学研究費が日本医師会治験促進センターを介して医師主導の治験を支援している。

　医師が企画する臨床試験のなかには，すでに市販されている医薬品から，有効率が高く有害反応発生率が少ないものを求めて，複数の市販医薬品を比較する場合や，市販医薬品の併用により単剤よりも有効率を上げるための模索的臨床試験が含まれている。それらは，治験以外の臨床試験として，医師グループなどにより実施され，治療薬選択の参考，標準的治療法の確立に寄与している。

治験開始までの準備と流れはどのようになるか

聖隷浜松病院における治験開始までの流れを示す。
- 依頼者が，治験責任医師候補または治験事務局に対象患者の状況を尋ねたうえで，事務局を通して責任医師候補と面会日を相談し決定。
- 依頼者が病院を訪れ，治験責任医師候補，治験事務局員と面談し，治験実施計画を概説し，双方で実施可能性，施設の適格性を判断。
- 依頼者が治験責任医師候補に治験を依頼し，医師が実施可能と判断。
- 依頼者が治験責任医師候補と治験実施計画書と症例報告書で合意。
- 事前ヒアリングで治験に関わる担当者が，依頼者から治験薬概要と治験実施計画の説明を受け，治験実施可能性，実施上の問題点の洗い出しを実施。
- 依頼者案を参考にして，治験責任医師が CRC の作成支援を受けて治験説明文書と同意書を作成し，治験審査委員会事務局へ提出。
- 依頼者も，治験薬概要書，治験実施計画書などの審査資料を，治験事務局経由で治験審査委員会事務局へ提出。
- 治験審査委員会事務局は，治験審査委員会開催案内を審査資料とともに治験審査委員会委員へ配布。
- 各委員は審査資料を読み，理解できない部分について治験審査委員会事務局を通して質問。
- 治験審査委員会で，治験責任医師が治験薬概要と実施計画を説明。
- 審査資料を審議するなか，質疑に対し担当医師のほかに任意に依頼者代表が陪席していれば，求めに応じて回答。
- 担当予定医師全員，陪席依頼者全員が退室後，承認するかどうかを審議し，治験審査委員会としての判断を決定。
- 審議結果を実施医療機関の長へ通知し，機関の長から，依頼者と治験責任医師へ通知。
- 審査委員会事務局は議事録を作成し，要旨はホームページに掲載。
- 修正のうえで承認する場合，修正事項が提出された段階で確認。
- 承認後に依頼者と実施医療機関の長の間で契約。
- 承認後に治験に関係する担当者全員が集合し，治験開始に向けて手順を最終確認。
- 治験薬が届けられたら，薬剤部が保管。
- 患者による同意が得られた後に，担当医が処方せんを発行して，薬剤部保管中の治験薬を受領。

臨床試験実施計画がなぜ開始前に審査されるのか

　治験実施前に治験届けが規制当局へ提出されると，それまでに行われた安全性試験の結果が記された書類から，ヒトでの安全性に問題がないかどうかがチェックされ，問題がなければ，届けから 30 日後に治験実施が可能となる。治験の依頼を受ける医療機関では，実施医療施設内などに設置されている治験審査委員会により，開始前に治験実施計画書が審査される。その意義は，次のとおりである。

・倫理委員会審査

　臨床試験参加者を保護するために臨床試験実施前に倫理委員会で審査されるべきことは，後述するニュルンベルグの綱領で示され，ヘルシンキ宣言でも確認されている。これ以後，臨床試験実施計画の審査は，実施前の標準的手続きとなっている。

・施設内審査

　米国では，施設の責任で重要な選択をする経験があったため，臨床試験も施設内で審議されることとなった。施設の職員を中心とした審査委員会は，施設内の研究者が実施する治験では，計画書が求める患者が得られるかどうか，担当予定の研究者が治験を実施し，治験結果を評価し，予想されていない有害事象が発生した際に対応する能力・経験をもっているかどうか，施設には救急施設があるかどうかなどの判断もしやすいので，これも施設内審査委員会が適当とされた理由であると思われる。

・地域倫理委員会審査

　ヨーロッパでは，施設内の委員会や中央倫理委員会ではなく，地域の倫理委員会が審査する方法がとられている。その理由は，地域の倫理委員会は中央倫理委員会よりも地域の現状を把握しやすいため，申請される施設で治験実施が適当かどうかを判断しやすいからと想像できる。さらに，地域倫理委員会は，小規模な施設内審査委員会よりも審査委員をそろえやすいという利点もある。

　近年，治験の効率化を踏まえて，実施施設ごとに審査するより，同じ治験を実施する多施設用の治験実施計画書を一緒に審査する方法のほうが効率的だとされている。また，同地域内の複数の医療施設が共同で設置する地域の共同倫理委員会が，治験申請を審査する審査委員会候補としてふさわしいとの指摘もなされている。

臨床試験審査委員会ではどのような流れで審議されるか

　臨床試験審査委員会の役割は治験薬臨床試験の科学的側面，倫理的側面，信頼性の審議が中心であるが，製造販売後臨床試験，製造販売後調査も含まれるので，施設により異なる可能性があるが，以下の流れで審議される。
①医学・医療の専門家，非専門家，臨床試験審査委員会設置団体と経済的に関係のない委員の出席の確認。
②委員会成立の宣言と，必要に応じて新委員・委員会事務局新職員の紹介。
③前回の議事録の確認。
④前回委員会後に行われた迅速審査の報告と全体委員会としての承認。
⑤新規治験薬臨床試験の委託申請審査。
⑥新規製造販売後臨床試験の委託申請審査。
⑦新規製造販売後調査の委託申請審査。
⑧新規臨床研究実施の審査申請審査。
⑨治験薬臨床試験，製造販売後臨床試験の継続申請審査。
⑩治験薬臨床試験，臨床研究，製造販売後臨床試験，製造販売後調査の終了報告。
⑪自施設内における重篤な有害事象発生の報告。
⑫自施設内における実施計画書からの逸脱の報告。
⑬新たな安全性に関する情報の報告。
⑭臨床試験実施計画書，臨床研究実施計画書，製造販売後臨床試験，製造販売後調査の変更届けの承認。
⑮モニタリング結果の報告。
⑯監査結果の報告。
⑰医薬品 GCP 実地調査実施（査察）結果の報告。
⑱医薬品製造販売承認の取得の報告。
⑲医薬品の開発中止などに関する報告。
⑳規制当局からの通達，規則改正の報告。
㉑治験薬臨床試験，臨床研究，製造販売後臨床試験，製造販売後調査実施状況の報告。
㉒次回開催予定日などの設定と確認。
㉓その他，臨床試験研修会の開催案内など。
　なお，臨床研究は別の審査委員会で審査される施設もある。

新規治験薬臨床試験申請時の審査項目は何か

　新規治験薬臨床試験申請書内の綴じ合わせ順序は依頼者により異なる可能性があるが，以下の資料が審査対象となる．
・治験薬臨床試験の要約
・治験薬の要約
・治験薬臨床試験実施計画書
　　　臨床試験実施体制
　　　背景と計画の根拠
　　　臨床試験の目的と評価項目
　　　臨床試験企画
　　　被験者組み入れ基準，除外基準
　　　中止基準
　　　治療
　　　臨床試験実施計画表
　　　予想される有害事象
　　　データおよび安全性委員会などの設置の有無
　　　データマネジメントと記録保存
　　　統計手法
　　　品質管理と品質保証
　　　臨床試験参加者への倫理的配慮　など
・臨床試験薬概要書
・患者日誌
・症例報告書用紙
・説明文書・同意書
・被験者の健康被害に対する補償に関する資料
・製造物賠償責任保険付保証明書写
・臨床試験費用に関する資料
・負担軽減費等被験者への支払いに関する資料
・臨床試験責任医師，臨床試験分担医師の臨床試験経験
・臨床試験参加カード
・被験者の募集手順，ポスター等に関する資料
・契約症例数の取扱いについて
・その他の資料

治験薬臨床試験などの継続申請に関する審議項目は何か

　治験薬臨床試験継続または製造販売後臨床試験継続では，以下の項目が検討される。
　実施状況の報告
　自施設内での治験実施計画書からの逸脱の報告
　自施設内で発生した重篤な有害事象の報告
　依頼者から報告された有害事象の報告
　モニタリング報告
　実施計画書などの変更の届け
　依頼者側の担当者の交代の届け
　受託側の担当医師，担当 CRC の交代の届け
　臨床試験審査委員会は申請書類を審査して承認し，自施設内で臨床試験が開始されたならば，承認された内容に従って実施されているかどうかについて，把握する義務と権限をもつ。だが，実際には現場に立ち入って把握するまでには至っていない。
　現場での臨床試験実施状況の把握は，「3　参加者（被験者）の保護と対応」の章の臨床試験参加者アドボケートの役目として説明される。

臨床試験実施計画書にはどのような項目が含まれるか

　医薬品の臨床試験の実施の基準に関する省令（GCP省令）第7条（治験実施計画書）に，治験の依頼をしようとする者が記載すべき治験実施計画書の項目が記されている。次に抜粋する。

1) 治験の依頼をしようとする者の氏名（法人にあっては，その名称。以下この号及び次号において同じ。）及び住所（法人にあっては，その主たる事務所の所在地。以下この号及び次号において同じ。）（当該者が本邦内に住所を有しない場合にあっては，その氏名及び住所地の国名並びに第15条に規定する治験国内管理人の氏名及び住所。）
2) 治験に係る業務の一部を委託する場合にあっては，当該業務を受託した者（以下この章において「受託者」という。）の氏名，住所及び当該委託に係る業務の範囲
3) 実施医療機関の名称及び所在地
4) 治験責任医師となるべき者の氏名及び職名
5) 治験の目的
6) 被験薬の概要
7) 治験の方法
8) 被験者の選定に関する事項
9) 原資料の閲覧に関する事項
10) 記録（データを含む。）の保存に関する事項
11) 第18条の規定により治験調整医師に委嘱した場合にあっては，その氏名及び職名
12) 第18条の規定により治験調整委員会に委嘱した場合にあっては，これを構成する医師又は歯科医師の氏名及び職名
13) 第19条に規定する効果安全性評価委員会を設置したときは，その旨

　また，当該治験が被験者に対して治験薬の効果を有しないこと，及び第50条第1項（及び第2項）の同意を得ることが困難な者を対象にすることが予測される場合には，その旨及び追加項目の記載が必要となる（第7条第2項及び第3項を参照）。

臨床試験薬概要書（治験薬概要書）にはどのような情報が含まれるか

　GCP省令第8条によると，臨床試験の依頼をしようとする者は，被験薬の品質，毒性，薬理作用に関する試験その他の臨床試験の依頼をするために必要な試験を行い（第5条），その結果得られた資料ならびに被験薬の品質，有効性および安全性に関する情報に基づいて，以下の事項を記載した臨床試験薬概要書の作成が求められている．
　1）被験薬の化学名又は識別番号
　2）品質，毒性，薬理作用その他の被験薬に関する事項
　3）臨床試験が実施されている場合にあっては，その試験成績に関する事項
　また，被験薬の品質，有効性および安全性に関する事項，その他の臨床試験を適正に行うために重要な新たな情報を知ったときは，必要に応じ，臨床試験薬概要書の改訂が求められている．
　臨床試験薬概要書は，その臨床試験で用いられる臨床試験薬について検討されたすべての試験結果や情報を含むべき資料で，しかも最新の情報へ改訂された情報集であるか，臨床試験担当者は依頼者へ確認すべきである．
　臨床試験薬概要書は英語で investigator's brochure と呼ばれている．概要書の内容は新データが出しだい改訂すべきであることから，新しく得られたデータを次々に綴じ込むことができるように，仮綴じ本 brochure の体裁をとるので，この名称が付けられたと容易に理解できる．

臨床試験説明文書にはどのような項目の記載が求められているか

　下記のカッコ内の数字は GCP 省令の運用文書中の第 51 条第 1 項の号に相当し，文末にあるカッコ内は改正前の GCP 省令中の号数である。第 8 号以後，両者の関係が複雑になっている。原文は治験という用語を用いているが，ここでは臨床試験とした。
　第 1 項　説明文書には少なくとも次の事項が含まれていること。
(1) 臨床試験が研究を伴うこと（第 1 号）
(2) 臨床試験の目的（第 2 号）
(3) 臨床試験責任医師または分担医師の氏名，職名および連絡先（第 3 号）
(4) 臨床試験の方法（臨床試験の試験的側面，被験者選択基準，および無作為割付が行われる場合には，被験者にその旨を知らせること）（第 4 号）
(5) 予期される臨床上の利益および危険性または不便（被験者にとって予期される利益がない場合には，被験者にその旨を知らせること）（第 5 号）
(6) 患者を被験者にする場合には，当該患者に対する他の治療方法の有無およびその治療方法に関して予測される重要な利益および危険性（第 6 号）
(7) 被験者の臨床試験への参加予定期間（第 7 号）
(8) 臨床試験への参加は被験者の自由意思によるものであり，被験者またはその代諾者は，被験者の臨床試験への参加を随時拒否または撤回することができること。また拒否・撤回によって被験者が不利な扱いを受けたり，臨床試験に参加しない場合に受けるべき利益を失うことはないこと（第 8 号および第 9 号）
(9) モニター，監査担当者，臨床試験審査委員会等および規制当局が医療に係る原資料を閲覧できること。その際，被験者の秘密は保全されること。また，同意文書に被験者またはその代諾者が記名捺印または署名することによって閲覧を認めたことになること（第 10 号）
(10) 臨床試験の結果が公表される場合であっても，被験者の秘密は保全されること（第 11 号）
(11) 被験者が臨床試験および被験者の権利に関してさらに情報の入手を希望する場合または臨床試験に関連する健康被害が生じた場合に照会すべきまたは連絡をとるべき実施医療機関の相談窓口（第 12 号）
(12) 臨床試験に関連する健康被害が発生した場合に被験者が受けることのできる補償および治療（第 13 号および第 14 号）

(13) 臨床試験に参加する予定の被験者数（第16号の一部）
(14) 臨床試験への参加の継続について被験者またはその代諾者の意思に影響を与える可能性のある情報が得られた場合には速やかに被験者または代諾者に伝えること（第16号の一部）
(15) 臨床試験への参加を中止させる場合の条件または理由（第16号の一部）
(16) 被験者が費用負担をする必要がある場合にはその内容（第16号の一部）
(17) 被験者に金銭等が支払われる場合にはその内容（支払額算定の取決め等）（第16号の一部）
(18) 被験者が守るべき事項（第16号の一部）

(注　本来はGCP省令51条の項目が示される個所であるが，ICH-GCPに収載されている被験者が守るべき事項などがGCP省令に入っていないため，省令の運用における項目を記した。)

同意書はどうあるべきか

　臨床試験に参加するかどうか未決定の患者に，医師自身か，医師が依頼した医療従事者が，あらかじめ準備された説明文書に基づいて臨床試験に関する説明を行う。患者に内容を十分に理解してもらい納得された時点で，参加の同意を得るべきである。患者には，説明を受けて理解したうえで同意すると記された同意書面へ署名してもらうか，記名捺印してもらう。この同意書は重要な記録として，説明した医療従事者も署名し保管する。同意書複写は説明文書複写と一緒に患者へも渡される。それは，同意がどのような説明に基づいたかどうかも，大切だからである。

　臨床試験実施計画書の内容は，実施施設ごとに変更するわけにはいかないが，説明文書・同意書の様式には，実施施設の裁量の入る余地がある。

　臨床試験への参加において，本来は患者の自由意思からの自発的，志願的側面が尊重されるべきである。患者によっては臨床試験に参加できるだけで感謝され，金銭的授受は必要ないとして，負担軽減費の受領を辞退したいと考える方もおられる。そのため，負担軽減費受領の意思表示も同意書の一部として記録したほうがよいとの考えから，この項目も含まれる場合がある。

　同意書の書面に，説明する事項を列記して，患者が確認のチェック印を付ける形式もある。説明事項が多いと，チェック印を入れる作業が機械的になって，本当に理解して確認しているか否か疑わしい場合もありうるので，注意を要する。

　一度の説明だけでは理解できない場合には，再び説明する機会をもつ。内容は理解されても，同意できるかどうか不安な場合には，別の担当者が対応し，別の言葉で説明することも，検討の価値がある。

臨床試験参加カードはどうあるべきか

　臨床試験に参加中の患者に別の症状が現れ，その診断，治療のために同じ病院内の他科あるいは他の医療機関を受診する場合には，臨床試験参加カードを診察前に医師に提示することにより，臨床試験に影響しない方向で治療，処方がなされることを期待できるので，臨床試験参加カードの携帯は意義がある。そのため，患者にはカード携帯の趣旨を理解してもらい，常時携帯することを徹底してもらい，単なるカードの提示だけにとどまらず，引き受け側の医師，薬剤師が臨床試験に関し誤った解釈をしたり理解できなかったりした場合には，臨床試験参加カードの発行元の医師や，医師が不在の場合には臨床試験管理室へ問い合わせてもらうよう，依頼してもらいたい。

　また，院外処方や一般薬を購入する場合には，調剤前，購入前にカードを薬剤師に提示することにより，調剤時に，禁止されている薬物療法，医薬品が回避されることが期待される。

　以上のような目的から臨床試験参加カードは作成されているので，患者に携帯を求めている。臨床試験審査委員会審議では，①臨床試験参加者名，②患者が参加している臨床試験の種類，③使用を禁止している医薬品名，療法名，④禁止ではないが，使用に注意すべき医薬品名，療法名，⑤臨床試験実施施設と異なる施設で診療したり，調剤したりする前に問い合わせる電話番号，が明記されているかどうか確認する必要がある。

　併用禁止薬が別の施設で処方されるか，併用禁止療法が施行されると，臨床試験実施計画からの逸脱例となるので，臨床試験参加中は併用禁止薬，併用禁止療法の確認は必須であり，臨床試験参加カードの役目は大きい。

補償・賠償に関する文書はどのように扱うか

　補償とは，臨床試験の参加者が参加中に発生した有害事象のために，臨床試験に係る診療以外に新たに診断・治療が必要となった場合に，患者の負担などを償うことである。

　参加者に対する補償措置は，GCP省令第14条に，「治験の依頼をしようとする者は，あらかじめ，治験に係る被験者に生じた健康被害（受託者の業務により生じたものを含む）の補償のために，保険その他の必要な措置を講じておかなければならない。」と記されている。依頼者は依頼前に，補償の準備が必要である。

　補償の説明文書には通常，製薬企業の法務担当者の組織である医薬品企業法務研究会（医法研）が1999年に公表した『被験者の補償に関するガイドライン』が採用されることが多かったが，2009年に改訂されて『被験者の健康被害補償に関するガイドライン』（改訂GL）の名称に変更された。改訂GLには参考資料が新たに追加され，以下の項目から構成されている。

　①補償の原則，②補償の対象とならない場合，③補償を制限する場合，④補償の内容（補償基準），⑤補償の支払いに対する原則，⑥治験依頼者の補償に不服の申出があった場合。

　臨床試験の導入時にどの程度説明したらよいかは検討すべきである。臨床試験に引き続いて補償の取り決め文書を患者に説明すると，臨床試験自体の理解と重複する部分もあるので，より重要な臨床試験の理解が不十分となりかねないという懸念がある。そこで，臨床試験に参加中に有害事象が発生し，そのために治療費などの支払が発生した場合には，依頼者が補償を用意しているから一緒に考えましょうといった説明を行い，補償説明文書を渡し保管してもらう方法が実際的な対応だと考えられる。

　したがって，倫理の審査時には，依頼者が補償の用意をしていること，必要時の問い合わせ先電話番号などが明記されているかどうかを確認する必要がある。

　賠償は，試験薬を提供した製薬企業側，臨床試験を実施した医療機関側に違法性があるとして賠償責任が問われた場合に対応する。臨床試験の参加者が健康被害を被った場合の賠償責任にも対応できるよう，依頼者が保険を契約することにより，賠償に応じうる準備をしているかどうかが問題であり，審査委員会は，依頼者が保険契約を交わしたことを示す保険会社の保証書コピーを確認する。

（URL：http://www.ihoken.or.jp/guideline/kaiteiguideline.html）

臨床試験において参加者募集では何に注意すべきか

　現状の医療にはまだ改善の余地があり，改善が必要な部分について新技術の開発が試みられ，有効性・安全性の確認が臨床試験というかたちで実施される。新しい治療法の恩恵を受けたいと願う患者にとっては，実施中の臨床試験情報を得たいとの希望がある。新療法を開発中にヒトでの試験に参加してくれる患者または健常者ボランティアを募る依頼者の立場からすれば，その療法の対象者が参加してくれれば，ありがたいことである。

　臨床試験参加者の募集では，記載事項に関する制限が厳しかったが，規制当局が制限を緩和し，具体的治療効果や医薬品の販売名（商品名）の掲載はまだ許可されていないが，一般的名称（成分名），開発コード，対象疾患名，対象基準，臨床試験目的，被験者のメリット，依頼者名，実施医療機関名，募集期間，問い合わせ先などは，提示可能となっている。

　そこで，参加者募集のために謝礼金額を掲示したり，メリットだけを強調し重要な有害反応にはいっさい触れなかったりすることなどは，適切とは考えられにくい。したがって，掲載方法には注意を払う必要もあるので，審査委員会でもその内容を十分に検討すべきである。

　特定の治験薬の患者募集においては，インターネット上の「治験.com」，新聞広告，ポスター掲示などが利用される。治療を求めて患者が集う病院または診療所内の待合室掲示板上のポスターは募集効率が高いので，ポスターの内容は，臨床試験審査委員会の承認を得る必要がある。

　臨床試験への参加には動機が必要であるが，もともと臨床試験ではボランティア精神が基本である。現実の利益−危険性評価以上に有効性を強調し過ぎること，負担軽減という考え方を通り越した高額な謝礼金を提示することなどは，金銭的参加誘導となるので，避けなければならない。

　広告関連・患者募集関係通知には，次のようなものが出されている。

　平成 10 年 9 月 29 日　　医薬監第 148 号
　平成 11 年 6 月 30 日　　医薬監第 65 号
　平成 13 年 1 月 31 日　　医薬監第 50 号
　平成 19 年 3 月 30 日　　医政発第 0330010 号
　平成 20 年 4 月 1 日　　 医政発第 0401040 号

審議項目を整理するためのワークシートをどう使うか

　臨床試験審査委員会での審議では，審査の質を保つことを目的として，審査における重要なポイントに気づかないまま審議を終わってしまわないように，臨床試験課題名，臨床試験の相と申請区分，臨床試験目的，主要評価項目，副次的評価項目，目標症例数，臨床試験期間，用法・用量など，委員の専門領域ごとに確認希望項目を示したワークシートの使用も有用である。
　一例を示すと，審査委員会での審議内容は，以下の10項目とされている。
　①企画の背景，目的
　②臨床試験企画の科学性
　③被験者の選択基準・除外基準
　④臨床試験実施手順
　⑤臨床試験薬または臨床試験医療機器
　⑥データの分析と統計解析
　⑦参加者への危険性，負担，利益
　⑧参加者への補償とコスト
　⑨参加者のプライバシー保護
　⑩同意取得
　私たちは，各項目を確認しながら審議を進める方法を採用している。
　国内の審査委員会では，一般に委員からの発言が少なく，発言がないまま承認とされる場合もある。検討すべき項目を示して意見を求める方法は，委員が自分の役目をわきまえている場合には，自分の専門の項目では意見を述べたいと願う委員に発言の機会を与えるので，審議活性化に寄与することになりうる。

2 臨床試験審査委員会のあり方

臨床試験審査はなぜ委員会形式で行われ可否投票で決めるのか
臨床試験審査委員会設置母体としてどのような組織が認められているか
施設内審査委員会と外部審査委員会の各特徴は何か
中央臨床試験審査委員会審議をどう考えるか
臨床試験審査にはどのような委員が参加すべきか
理想的な臨床試験審査委員会はどのような委員から構成されるか
臨床試験審査委員会における委員長の役割は何か
審査委員にはどのような役割が期待されているか
試験実施計画審査における各専門委員の役割は何か
審査委員からの質問をなるべく早く解決しておくべき理由は何か
迅速審査会はどのような場合にどのような構成員で開かれるか
出席委員の交代はどのような条件下で許されるか
審査委員会の開催頻度，開催時刻はどのように考えたらよいか
審査方法としてどのようなかたちが考えられてきたか

臨床試験審査はなぜ委員会形式で行われ可否投票で決めるのか

　臨床試験審査は参加者（被験者）保護という大きな任務を担っているので，結論を得る段階で公正な判断が求められる。そのため，委員間に文書を回す方式，各委員へ文書を配付し賛否だけを求める方式，捺印だけを求める持ち回り方式などではなく，会合を行い各委員は同格の立場で討論して，全体の判断としての公正な結論が得られるように，一堂に会し，利益相反の回避が求められている。

　臨床試験の実施の可否を決める際には，臨床試験実施研究者，臨床試験依頼企業代表は臨床試験の内容を説明し，質問に答えるために会議に出席して解説することは許されるが，審議される臨床試験の担当者がたとえ審査委員や議長であっても，採決時には採決に加われないのみならず，会議場から退席することが求められる。なぜなら，採決時に在室していると，審査委員が可否の判断を表明する際に，臨床試験担当者に気兼ねし，本来の判断を表明できない可能性が危惧されるからである。採決時の退席は，利益相反回避のための措置である。

　法律，倫理指針などに照らして審査し許可を与える仕組みとして，行政による審査が一般的に行われてきた。行政のシステムでは，担当者が申請資料を規則と照らし合わせて，規則に則っているかどうかを確認し，次に直接の上司（係長）およびその上の上司（課長）がそれぞれに再確認し，最後に許可を与える責任者が最終確認を行い，許可状を交付する形式がとられている。

　この方式の問題として，判断する行政官の権限に差があり，許可を与える最高位者の判断が表明されると，部下は従わざるをえない可能性もあるので，行政組織の判断は，合議制のような，より公正な判断がなされるかどうかが疑問な点がある。すなわち，公務員は公正な判断をすべきであるという基本的義務が，申請者と行政の最終責任者との人間関係によって保障できなくなりうる可能性から，過去には，ありとあらゆる伝手を利用して，申請者が行政判断の権限をもつ者への個人的接触が試みられてきた。

　参加者保護の立場からは，臨床試験実施者以外のいくつかの異なる立場にある委員が，数人以上で委員会を構成して意見交換を行い最終判断をする方法が適当とされる。GCP省令では，医療の専門家，医療の専門家以外の者，依頼者および臨床試験実施施設とは利害関係のない者を含めて，最低限5名の委員が必須とされている。

臨床試験審査委員会設置母体としてどのような組織が認められているか

　日本では，医療機関内の臨床試験審査委員会が主流であるが，米国などでは，早期から民間の臨床試験審査委員会組織が発達し，審査の質が評価されている例がある。他方，イギリスのように，地域の倫理委員会が主な役割を果たしているところもある。

　GCP省令第27条（治験審査委員会の設置）に，「実施医療機関の長は，治験を行うことの適否その他の治験に関する調査審議を，次のような治験審査委員会に依頼しなければならない」とされた。①実施医療機関の長が設置したもの，②民法（明治29年法律第89号）第34条の規定により設立された法人が設置したもの，③特定非営利活動促進法（平成10年法律第7号）第2条第2項に規定する特定非営利活動法人が設置したもの，④医療関係者により構成された学術団体が設置したもの，⑤私立学校法（昭和24年法律第270号）第3条に規定する学校法人（医療機関を有するものに限る。）が設置したもの，⑥独立行政法人通則法（平成11年法律第103号）第2条第1項に規定する独立行政法人（医療の提供等を主な業務とするものに限る。）が設置したもの，⑦国立大学法人法（平成15年法律第112号）第2条第1項に規定する国立大学法人（医療機関を有するものに限る。）が設置したもの，⑧地方独立行政法人法（平成15年法律第118号）第2条第1項に規定する地方独立行政法人（医療機関を有するものに限る。）が設置したもの。

　他の医療機関が設置した臨床試験審査委員会に依頼することもできるが，実際には，申請者が属する医療機関が設置する委員会が唯一の選択肢であることが多い。特に，中規模以上の医療施設では，以前のままである例が多い。

施設内審査委員会と外部審査委員会の各特徴は何か

　これまでは実施医療機関ごとに治験審査委員会を設置しなければならなかったが，GCP省令の改正により，治験審査委員会の選択が許可された後も，医療の専門家が豊富で自施設内に審査委員会を設置できる施設では，結果的に外部審査が実施されていないのが現状である。

　米国では施設内審査委員会を中心としながら，提携施設の治験審査委員会（Institutional Review Board：IRB）の利用を認め，医療施設内ではない外部の独立IRBも利用できるので，かなり多くの民間IRBが活躍している。一方イギリスでは，施設内というよりも管轄地域のIRBが中心のようである。

　施設内審査委員会の欠点は，日本ではピアレビュー（peer review）方式や利益相反（conflict of interest：COI）の回避法に慣れていないため，院内会議のような知った者どうしでの会議では，院内の医師が申請した書類に対しコメントしたり，重要な点の確認質問をしたり，率直に反対意見などを表明したりすると，組織への反抗者とみなされる懸念から，多くの委員が発言を控えたほうが互いに傷つけないと考えているのが現実で，意見交換が十分になされないままに，会議が終わっていると危惧される。

　このような低調さにもかかわらず，その原因を検討しようとする提案すら遠慮して，現実に対する批判もできないまま，毎回の会議が開かれている例もある。ある病院の治験審査委員会では，率直な意見を表明した外部委員が更迭されたという。施設内審査委員会は，積極的に発言できる環境を整えた施設以外では，本来の審査委員会の役目を果たしていないかもしれない。

　COIの影響を回避しにくいので，米国国立衛生研究所（NIH）のエマニュエルら*による臨床研究が倫理的であるための8要件でも，独立審査が6要件目として入れられている。

　倫理審査の分野で世界から大きく遅れている日本では，2006年4月にGCP省令の改正があり，NPO開設IRBを認めたが，2011年6月現在，いまだに施設内審査委員会を優先させる方針には変わりがない。

　独立審査委員会では各施設からの審査依頼に応じ，審査が客観的であり，フルタイムの臨床医が委員に委嘱されないので，委員会の開催間隔を短縮でき，申請から実施までの期間短縮が可能である。

(*Emanuel EJ, et al. What makes clinical research ethical? JAMA 2000；283：2701-11.)

中央臨床試験審査委員会審議をどう考えるか

　中央臨床試験審査委員会とは，同じ地域，同じ系列，同じ経営母体などの医療施設が共同で臨床試験審査委員会を設置して，同じ臨床試験実施計画書に基づく臨床試験を一括して審議する形式で，米国では，抗がん薬の審査を国立がん研究所に設置した中央治験審査委員会で行い，同じ抗がん薬の治験に参加する施設は，中央治験審査委員会の審議結果を利用して臨床試験を実施する仕組みができている。

　日本では，地方の医師会に中央治験審査委員会を設置して，その医師会に属する施設が中央治験審査委員会の結果を利用して治験を行っている例がある。同じ臨床試験実施計画書に基づく臨床試験であれば，中央治験審査委員会で審議して，施設ごとの審議事項である，臨床試験責任医師，臨床試験分担医師の適格性，実施可能症例数の検討などに限定して実施医療機関が担当したほうが効率的である。依頼者としては，実施医療機関ごとの審査では，委託症例数が少ないのに，施設ごとに同じ臨床試験実施資料を届け，施設ごとに説明会を開き，審査委員会開催日には陪席し，担当医師のかわりに説明する役を依頼されることになり，総計のモニター担当時間は相当な数にのぼる。一方，中央審査委員会で審議されれば，かなり効率的になるという。

　現状の，施設ごとの審査では，診療の専門家委員が日常診療を行いながらの委員会出席であるため，開始予定時刻になっても会議室へ向かえず，極端な場合には流会になる可能性もある。特に1回の審査委員会で新規臨床試験審査依頼数が3件を超えれば，一般的な2時間程度の予定時間内に，臨床試験薬臨床試験委託申請，製造販売後調査委託申請，施設内重篤有害事象発生報告，施設内臨床試験実施計画逸脱報告，新たな安全性情報報告等を十分に審議する余裕はなく，報告を中心とした形式的な会議に終わりかねない。

　このような現状打開の面からも，中央倫理審査委員会での審議の必要性が指摘されている。

臨床試験審査にはどのような委員が参加すべきか

　臨床試験では，実施計画の科学的側面を判断できる専門家，被験者保護に関心がある倫理学者，市民の参加が求められるとともに，採決において公正な判断ができる立場として，試験実施にも審査委員会運営にも利害関係がない委員の参加が必要である。

　GCP省令第28条（治験審査委員会の構成等）第1項は，治験審査委員会は次に掲げる要件を満たしていなければならないとしている。

1) 治験について倫理的および科学的観点から十分に審議を行うことができること。
2) 5名以上の委員からなること。
3) 委員のうち，医学，歯学，薬学その他の医療または臨床試験に関する専門的知識を有する者以外の者（次号および第5号の規定により委員に加えられている者を除く。）が加えられていること。
4) 委員のうち，実施医療機関と利害関係を有しない者が加えられていること。
5) 委員のうち，治験審査委員会の設置者と利害関係を有しない者が加えられていること。

　以上の5つの要件は最低限である。「GCP省令の運用について」には，次の補則が記されている。

6) 第4号および第5号に該当する委員は，同一人物であることもありうるが，別人であるか複数であることが望ましい。
7) 治験審査委員会の設置者の役員，職員または会員らは，「治験審査委員会の設置者と利害関係を有しない者」に該当しない。
8) 治験審査委員会の各委員は，ヘルシンキ宣言に基づく倫理的原則，GCP省令，薬事法（昭和35年法律第145号），その他治験に係る法令および行政通知等の内容を理解していること。
9) 治験審査委員会は，男女両性で構成されることが望ましい。
10) 治験審査委員会は，委員以外の特別な分野の専門家に出席を求め，その協力を得ることができる。

理想的な臨床試験審査委員会はどのような委員から構成されるか

　GCP省令の治験審査委員会構成に関する条文には最低限で5名が規定されているが，十分な審査を行うためには，多数の関連分野からの専門家の出席が求められる．また，これらの専門家のなかに，医療の専門家以外の委員，依頼者（多くの場合は製薬または医療機器企業），臨床試験実施施設のいずれにも属さない者，女性が確保される必要がある．

　静岡県治験ネットワークの支援倫理委員会では，なるべく広い分野の専門家の意見を求めるために，市民の代表とともに以下の領域の専門家が登録され，研修を受けて，必ず1名以上の出席を確保している．

・各診療科（21診療科）
・臨床薬理学・薬理学
・臨床薬剤学・薬剤学
・看護学
・臨床検査学
・臨床工学
・臨床研究倫理学
・生物統計学
・医療事務

臨床試験審査委員会における委員長の役割は何か

　調査したなかから，米国の NIH（国立衛生研究所）の例を紹介する。
　定例の審査委員会を指揮する委員長は，次のようなことを行うとされる。
1　すべての臨床研究・臨床試験の検討基準として，「ヒト対象の臨床研究に関する規制：45CFR46, 21CFR50（FDA）」と「治験倫理委員会に関する規制：21CFR56（FDA）」およびベルモント報告の倫理原則に則る。
2　審査委員中に審議する臨床研究実施計画と利益相反がある委員がいるかどうかを尋ね，もしいれば，その委員はその臨床研究実施計画の審議と採決への参加を認めない。
3　すべての委員が審議に貢献する機会をもてるように配慮する。
4　臨床研究実施計画に関する初期の審議に対して，研究者が審査委員会で IRB 審議基準（NIH）に対し意見を述べることを保証する。
5　すべての臨床試験実施計画（プロトコル）に対して，議事録中の発言や証拠資料，さらにすべての規制の基準が，IRB 審議基準（NIH）を具体化するように配慮する。
6　初期および継続中の臨床試験実施計画（プロトコル）の本質的な検討や，臨床試験実施計画の修正や有害事象の審議を確実に行う。
7　重篤な有害事象は，NIH の規則により，OHSR（Office of Human Subjects Research）に報告されているかどうかを確認する。
8　審査委員と科学者，その他に対し，ヒト対象の臨床研究について，導入と専門情報を提供する。
9　研究者とともに審査委員会の独立した決定と，インフォームドコンセントを支持する。
　臨床試験審査委員規定のなかに，委員長の責任のほかに，以下の項目も記されている。
　・審査委員の責任
　・出席の必要性
　・委員長と委員の訓練と教育

（参考　Responsibilities of the IRB Chair. URL：http://ohsr. od. nih. gov/irb/Attachments/Chapter3. htm#F）

審査委員にはどのような役割が期待されているか

　審査内容として，臨床試験実施計画の科学性，安全性，信頼性の確保があるので，各委員はそれぞれの専門性を生かして，臨床試験実施計画書，臨床試験薬概要書，症例報告書，負担軽減費に関する提案書，補償に関する概要と傷害保険などの契約内容を検討する。専門の立場から，実施計画の科学性，被験者数の妥当性，得られるデータの解析法の妥当性を，参加者保護の立場から，参加者の安全性確保や実現性（臨床試験実施計画書の投与手順，検査内容，検体採取量と回数に参加者が耐えられるかなど）について，率直な意見を述べることが求められている。

　また，委員はそれぞれの任務の遂行を期待されているので，審議で役目を果たせるように，臨床研究と臨床研究倫理に関し，以下の準備，研修をしておく必要がある。

①審査委員会出席準備

　審査委員は，審査委員会に出席する前に審査資料を通読して，内容を理解し，自分の専門性から審査に貢献できる部分は詳しく読んで，不明な点があれば事典，インターネットなどを利用して調べ，もし問題点があれば，メモしておく。

　もし判断上ぜひ知っておきたいが資料中に記載されていない事項は質問のかたちで，事務局へ電子メールなど転送しやすい方法で質問内容を送信しておくと，事務局で回答できれば回答してくれる。もし事務局で回答できない場合には，質問内容を依頼者へ転送し尋ねてくれるので，後に解答を得ることができる。

②地域臨床試験セミナーへの出席

　委員は地域で開催される臨床試験セミナーに出席することが望まれる。地域で中心的役割を果たす基幹病院では，その病院の臨床試験担当者（臨床試験担当医を含む），臨床試験審査委員のための臨床試験セミナーを開催する場合もある。もし出席したいと願うのであれば，その病院に属さなくても，実施予定があるかどうか，実施時期などを尋ねて，出席許可，開催案内を依頼することが望ましい。

　その他に，地域病院薬剤師会主催か，地域の医療組織との共催による臨床試験セミナーが開かれることがあるので，病院薬剤師会事務局，医師会事務局などに問い合わせて，出席させてもらうとよい。

③自主的学習

　自習する場合には，臨床試験審査委員会参考書，参照可能インターネットwebsiteなどを巻末に記すので，利用していただきたい。

試験実施計画審査における各専門委員の役割は何か

　臨床医学の専門家は，新薬の位置付けがすでに市販されている治療薬のなかで，有効性と安全性の双方からみて，どこに期待でき，どの面で特徴を見いだせるか，すでに前の相で得られている結果も参考にして検討する。

　薬学，臨床薬理学の専門家は製剤の特徴，薬物の体内動態の面から，1回量，投与回数の妥当性を，

　看護の専門家は患者ケアのしやすさなどを，

　検査の専門家は検査項目が安全性確認に適当かどうかなどを，

　生物統計学の専門家は比較しようとする項目の有意差を得うる必要参加者数を，

　臨床研究倫理学，法律の専門家は計画の倫理面，合法性を，

　市民の代表は，患者の身になって，計画された内容の実施に無理がないかどうか，さらに治験受託の請求費用が実施機関の受託業務に見合っているかどうか，負担軽減費の金額が患者の経済面からの参加誘導となりやすいかどうかを検討し，発言する。

　進行中の臨床試験の審査については，安全性報告，進捗情況報告，モニタリング報告，監査報告を受けて，発言する。

審査委員からの質問をなるべく早く解決しておくべき理由は何か

　審査委員会の開催時間は，医療施設内委員会の場合には，本務に多忙な委員も参加するために，予定時間を延長しにくい。会合は議論の場として，意見を交換する時間に使うべきとされるので，委員会開催前に審議資料を読んでおくことが望ましく，わかりにくい部分があったり，あらかじめ自ら調べてもなおわからなかったりすれば，臨床試験審査委員会事務局に尋ねるか，事務局を通じて依頼者に尋ねて，委員会当日は，委員どうしの意見交換に使う時間を多く確保すべきと考えられる。

　そこで，臨床試験審査委員会事務局として委員へ審査資料を届ける際には，事務局が委員からの問い合わせの窓口となることを周知する。各委員からの質問を審査委員会開催2～3日前まで受け付け，事務局で返事できない内容は依頼者に尋ねて委員へ返事するような流れを作っておくとよい。

　通信時間の効率化のために，事務局への問い合わせ，依頼者への問い合わせ，問い合わせへの回答には電子メールを優先し，電子メールを使用しにくい状況ではFAXを使うとよい。問い合わせの可能性を考え，審査資料は開催約1週間前に配布されることが望ましい。

　委員会当日は審議に集中すべきで，質問が多いと貴重な審議の時間が少なくなるほか，会議に依頼者の代表が陪席していても，詳細な資料まで持参していない場合もあるので，質問の提出は遅くとも会合の前日までにしておくべきである。この了解事項は，会議中に気付いた質問を会議中にすることを否定するわけではない。会議中に大事な点に気付くことはありうることで，重要な質問は会議中でも許される。

　筆者の経験では，審査委員会席上で質問した確認事項に責任医師，陪席の依頼者が説明できず，夕刻の会議の場合には本社の治験担当責任者も不在で，回答が得られずに採決できなかったことがある。

迅速審査会はどのような場合にどのような構成員で開かれるか

　迅速審査会は，委員の都合などで全員参加の審査委員会を開けない場合，または審議内容から判断し全員の出席を必要としない事項の処理のために開催する審査会である．

　対象となる症例が少ない疾患の治験薬において，患者の受診を予想できない状況では，あらかじめ審議を行わないが，患者が受診した段階で可及的速やかに治験薬投与が求められる場合や，新しい救命用の治験薬において，該当する患者が入院した際に使用が求められる場合など，緊急の治験薬審査が必要になるときがある．定例開催日以外に緊急に全体会議を開いて審議することが無理であるとして，臨床試験審査委員会業務手順書に記された少人数の委員と委員長が都合のつく時間に集まり，審議して，対応すべき事項を短時間で決定する．出張などの理由で委員長が不在の場合には，副委員長や標準業務手順書で決められた院内委員が会議の議長を務めることができる．

　迅速審議の可能性がある医療施設では，迅速審査会の開催，構成委員，会議の議長については，臨床試験審査委員会の実施手順書に，想定される状況での開催を明記しておくことが望ましい．また，迅速審査会を開催した際には，出席者リスト，審議事項を議事録として残し，次回の定例臨床試験審査委員会で事後報告を行い，全体会議の承認を得る必要がある．

　審議内容には，次のようなものがある．

1) まだ審査委員会審議を受けていないが，救命等のために早急に治験薬の投与が求められ，緊急の委員会審査が必要となった治験薬の審査
2) 審査委員会審議で，部分的修正が求められ，修正後の再審査が早期試験開始のために迅速審査に委任された場合などの再審査議題審査
3) 臨床試験実施中に重篤な有害事象が報告され，投与継続の是非につき審査委員会での意見聴取が必要であるが，定例会議開催まで期間があり迅速審査が求められた場合の審査

出席委員の交代はどのような条件下で許されるか

　日本的発想から，委員は固定していて，委員会当日に委員の都合がつかない事態が生じても，代理者の出席は認められないとしてきた。このような規則では，急用により委員が欠席すると，その委員が担当する分野の意見を反映できないほか，会議当日に欠席する委員が規則で許容する人数より多い場合には，会議が成立せずに延期となってしまう。医療系委員は診療，教育，会議の予定が詰まっているので，数日中に規則で規定する人数が参加できる時間帯が見つからず，次回の定期開催日まで遅れて，審議が1回なくなることさえある。

　委員会の質を確保するためには，同じ専門領域から複数の委員を委嘱し，ある委員が都合で出席できなくなっても，同じ専門領域の他の委員が出席し，すべての領域の委員がそろった形で委員会を開催できることが，質の確保と，休会による臨床試験開始時期遅延防止の面から適当と考えられる。

　この場合には，交代委員としてあらかじめ委嘱された委員は治験審査委員としての研鑽を心がけていることが前提条件であり，定期的研修会出席などにより，交代できる能力を備えていることが必要である。これは，野球で言えば，選手は各ポジションに複数が登録されて，練習に励み，突然の外傷，病気，家族の不幸などでレギュラー選手が出場できなくなっても，十分にトレーニングをしている控えの選手が出場し，試合中断を回避するのみならず，全体のポジションが満たされるために攻撃守備力を減らすことなく試合が継続できることと同じである。正規委員の都合がつかない際に出席を要請されても，委員としての研修を受けているので，交代委員として適確な発言もできる。

　この緊急時交代委員制度は，治験審査委員会運営委員会等で合意しておき，治験審査委員会の標準手順書（SOP）に記し，交代委員を含む委員名簿を整備しておけば，規制当局から求められても応じて提出できる。この制度は米国では多くの治験審査委員会で採用されていて，交代委員を含む全委員の名簿が公表されている。国内では，静岡県治験ネットワーク支援倫理委員会（旧中央倫理委員会）で採用されている。この制度により，出席者数が定員に達しないために流会になった例はない。

審査委員会の開催頻度，開催時刻はどのように考えたらよいか

①開催頻度

　開催頻度には毎週，隔週，毎月，隔月，不定期で審査依頼がありしだい，などがある。米国の少数の例では多数の優れた臨床研究者をもち，施設内に4〜5の臨床試験IRBを設置していて，毎週開催している大学もあるが，日本では毎月開催している場合が多い。

　依頼者の立場からすれば，治験実施を申請してから許可が得られるまでの日数が短ければ，早く臨床試験を開始できるので，開会頻度が多い施設ほど依頼しやすいことになる。

　上記例のように複数のIRBを設置していても，任命される委員は限定されないので，一部の委員のみに負担がかかるわけではない。毎月の申請数が1回の開催で処理できれば，毎月開催で審査が滞らないが，1回の審議時間が4時間を越える場合には，常識的には各委員は集中力の維持が困難となり，適正な審査をしにくいことが懸念されるので，適当とはいえない。

　そのような状況下では，隔週（毎月2回）開催などを検討すべきである。

　特定の委員だけに負担がかからないようにするためには，別の委員会は別の委員が担当することになるが，それぞれの委員会の委員リストを登録しておき，委員会ごとに当日の出席委員名を議事録に残せば許される。ハーバード大学の教育病院では，初回審査をする委員会を複数，再審査をする委員会とは別に設置している。

②開催時刻

　開催時刻は，早朝の業務開始時刻（8時30分，9時など），10時前後，正午，午後1時前後，午後3時前後，午後5時前後，午後7時前後等が考えられるが，委員の都合，審議題数に基づく予定審議時間などにより，選択する。

　米国のある研究倫理委員会では，夕方開催時には委員の空腹が審議意欲に影響するので，事務局が軽食の提供も検討すべきと考え，実行しているという。正午からの開催例もあるが，この場合には委員会事務局がランチを用意して，会議場に到着した委員からサンドイッチと飲み物を摂り始めていた。

審査方法としてどのようなかたちが考えられてきたか

　審査方法としては多数ありうるが，以下の2つを例としてあげる。
①全員担当法
　出席予定委員は全員，自分の専門性に近い分野を中心に申請資料をていねいに読み，専門外の部分も可及的に目を通すことが期待される。この形式は理想的であるが，治験資料のような厚い資料全体に目を通すためには数時間を必要とするので，日常診療に多忙な診療科の委員には現実的には不可能に近く，診療終了後の委員会に出席するのが精一杯であることもまれではない。
　特に，当日の委員会で審議される臨床試験実施計画書が複数あると，全員がすべての審査資料に目を通すことが現実的でなくなり，十分に読めば問題点が発見できるのに，気づかれずに指摘がなく，審議が進むこともありうる。全員がそれぞれの専門分野の資料を中心に読み，時間が得られれば残り部分を通読することが期待されるにしても，現実には，委員のだれにも目を通されない部分が残される可能性は存在する。
②熟読担当者指名法
　臨床試験実施計画書ごとに，それぞれの計画書の内容分野に詳しいと予想される診療科の委員を第1担当者，診療科委員以外を第2担当者として委嘱し，依頼された委員は重点的にその計画書を熟読することが求められる。委員会当日に各実施計画書が審議される際には，研究担当者による説明後にまず第1担当者がその計画書の特記すべき点と検討を必要とする点を発表し，第2担当者が第1担当者の意見に対し，賛否（賛成できる点，別な見方ができる点）を述べるとともに第1担当者が触れなかった新たな点を指摘する。この2名の担当者の意見を参考として，その他の委員から賛否とともに新たな指摘がなされて，全員が参加した議論が展開される。
　指名された2名は，可及的に詳しく資料を読むことが求められるため，多忙な委員でも時間を割いて担当箇所を検討しようと努力する。この方式の良さは，2人の意見表明により，必然的に議論が始まり，担当者以外の委員で資料を読む機会をもった委員も意見を述べる機会があるほか，表明された意見に対してコメントすることは比較的容易となり，ほとんど読む機会がなかった委員でさえも，担当委員の意見に関し自己の賛否意見を表明できることになり，全員での議論が進みやすい。
　筆者は米国の審査委員会をいくつか傍聴したなかで，多くの病院で，後者が採用されている状況を見て，現実的な選択であるという印象をもった。

3 参加者（被験者）の保護と対応

◆安全性の確保
なぜ臨床試験参加者という用語を推奨するのか
臨床試験実施過程で参加者の安全性はどこで監視されるか
参加者保護のために申請書ではどのような項目を審査するか
臨床試験説明文書に参加者が守るべき事項が明記されているか
参加者への形式的過保護はどのようなことを招くか

◆参加者への配慮
臨床試験参加者として配慮すべき集団は何か
女性が参加する臨床試験では何に注目すべきか
小児が参加する臨床試験の審査はどうしたらよいか
高齢者，あるいは思考・判断できない患者が参加する臨床試験での注意点は何か
臨床試験関係者の影響が及びやすい参加者に対する臨床試験での注意点は何か
健康人の第Ⅰ相臨床試験参加における留意点は何か

◆困難な状況での対応
危険性が高い臨床試験薬の臨床試験をどう考えるか
救命的背景での臨床試験にどう対応するか
遺伝子解析を伴う臨床研究ではどのような注意が求められるか
臨床試験でのプラセボ使用をどう考えるか
同効の臨床試験薬使用前の洗い出し休薬期間をどう考えるか
ボランティアへの支払いと負担軽減費をどう考えるか
健康人の第Ⅰ相臨床試験への参加に関する支払いの考え方はどのようになるか
臨床試験中に有害事象が発生した場合の対応はどのようにすべきか
臨床試験参加者が健康被害を受けた場合にはどのように対処されるか
有害事象発生報告の審議はどの程度求められているか
米国などの臨床試験参加者アドボケートの役目は何か
臨床試験途中で受診しなくなる者へどう対応すべきか

なぜ臨床試験参加者という用語を推奨するのか

　従来から臨床試験に参加していただく方々は英語では subject と呼ばれ，日本語では被験者と訳されてきた。

　患者さんの立場からは，臨床試験への参加では被験者 subject と呼ばれるよりも参加者 participant と呼ばれるほうが違和感が少ないと察する。そこで participant と呼ぶことを推奨したいので，本書ではなるべくこの用語を使用したい。従来からの被験者 subject のほうがよいと考える方はそれをお使いいただきたい。

　国際医学団体協議会 CIOMS が編集した国際倫理指針 2002 年版，米国国立衛生研究所が運用する ClinicalTrials. gov，米国の食品医薬品局 FDA が運用する fda. gov/oashi/clinicaltrials でも参加 participation，参加者 participants という用語が使用されている。

　しかし，日本の法令の文章中で被験者という用語が使用されている場合にはそのまま使うことにしたい。

　なお，被験者という用語が，患者が臨床試験への参加に同意する前から使用されることは問題で，同意する前には英語では prospective participant と呼ぶが，日本語では臨床試験参加候補者が適当である。

　なお，参加者と被験者との関係に似た用語のニュアンスの差としてアドヒアランスとコンプライアンスの例をあげる。

　医師が患者の都合を尋ねることもなく，処方を書いた場合に，医師の指示を守ることを指示遵守 compliance（コンプライアンス）としているが，医師が患者と治療計画を相談して合意が得られてから薬剤師による調剤のために処方せんを書いて渡す場合には，医師の一方的指示を患者が守るというよりも，医師と合意した約束を実行することになるので，約束遵守 adherence（アドヒアランス）とするほうが相応しい。

(中野眞汎．服薬コンプライアンス．中野重行ほか編．CRC テキストブック　第 2 版．医学書院．2007．p281．)

臨床試験実施過程で参加者の安全性はどこで監視されるか

1）臨床試験内容事前確認会

　臨床試験実施依頼に基づき，依頼者，事務局員のほかに臨床検査部員，薬剤部員，看護部員らも加わり，臨床試験内容が依頼を受けた医療施設で実施可能か技術面を中心にチェックし，課題があれば対応できるか調整する会議。

　省令で実施を義務付けているわけではないが，この会議で確認しておくと，不明な点も依頼者へ知らせておけるので，臨床試験審査委員会がスムーズに運営できると考えられる。

2）臨床試験審査委員会初回審査

　臨床試験審査委員会委員が全員参加して，科学面，倫理面の両面から審査する。あらかじめ依頼者に尋ねた点も解答される。

3）臨床試験参加者アドボケートによるコンプライアンス確認

　臨床試験審査委員会で承認された臨床試験実施計画書が，患者募集，臨床試験参加候補者への説明と同意取得，臨床試験薬投与，臨床検査各過程で守られているかを，臨床試験参加者アドボケートが患者側の立場から確認する。

4）臨床試験進捗状況調査

　依頼者との契約により約束した症例数を実施しつつあるか調査し，その間の安全性情報も検討する。

5）重篤な有害事象発症報告を受けての臨床試験継続の可否審査

　重篤な有害事象として報告された情報を臨床試験審査委員会へ報告し，同じ臨床試験薬を使用している患者の臨床試験を継続してよいか審議するが，研究者が患者に重篤な有害事象の報告を説明する際に，説明文書を改訂して再同意を得るべきかも検討する。

6）臨床試験審査委員会継続審査

　複数年にわたる臨床試験は，1年に少なくとも1回の継続審査をして，問題点がないかを確認する。

7）臨床試験終了，中断，中止報告承認

　自施設および全施設での目標症例数達成度，有害事象報告状況を検討する。

参加者保護のために申請書ではどのような項目を審査するか

　臨床試験は志願者としての参加者の協力に依存しているので，参加者の保護は医療提供者側の大きな責任である。

　そのために，医療提供者側は参加候補者に試験実施計画の要点を説明して，実施内容が候補者に無理でないかを確認してもらう必要がある。しかし，実際には参加者に不利な面があっても，臨床試験に慣れていない参加候補者が気づかないことも多いので，臨床試験審査委員が参加者の立場になって意見を述べることが期待される。

1）参加者の負担となりやすい項目
　・登録前の検査
　・臨床試験薬投与前のそれまでの治療薬の休薬
　・厳密な投与計画に基づく厳格な投与管理（投与時刻と投与量）
　・今まで経験したことがない新しい投与経路・剤形による投与
　・日常診療より多めになりうる通院頻度と日常診療より時間がかかる診察
　・日常診療より多くなりうる検査項目
　・投与期間終了後の観察，検査のための受診・検査

2）他の診療科・他の医療施設受診への備え
　・臨床試験参加中に以前からの病気の治療のため，または新たな症状の診察のために，同じ病院の他の診療科，または他の医療施設への受診が必要となる場合に備えて，臨床試験参加中に避けるべき医薬品・療法のリストが臨床試験説明文書中に記される必要がある。

　　加えて，患者さんに携帯を求める臨床試験参加カードにも明示し，他の診療科，他院で診察を受ける際には必ずこの参加カードを提示するよう，患者さんに徹底する。

3）有害事象発生時への備え
　・臨床試験参加中に体に異常を感じた場合には，まず治験管理室へ連絡するよう臨床試験説明文書中に記し，連絡先の電話番号などを明示する。

4）健康被害を受けた場合への備え
　・臨床試験参加中に健康被害が発生した時の治療の相談先，健康被害治療に伴う出費についての相談先を，臨床試験説明文書に明記する。
　・補償に関しては，説明文書中には補償に関する簡単な記述，一緒に手渡される補償の概要説明書中には詳しい説明がなされる必要がある。

臨床試験説明文書に参加者が守るべき事項が明記されているか

　国際版の ICH GCP の説明文書部分である 4.8 説明を受けての同意 4.8.10 の m には，試験参加は自由意思によるものであり，参加を断ってもよいし，途中で試験から退いてもよいと記しながら，冒頭から 5 番目の e には，被験者の責任という項目を入れて，参加者としての義務を明記している。

　ところが，日本の医薬品の臨床試験の実施の基準に関する省令は，なんらかの理由により，説明文書の内容としての第 51 条に参加者の義務が書かれないまま公示され，しかも 2011 年現在でさえ，省令本文には参加者の責任という項目は入れられていない。後に，省令本文ではなく「実施の基準の運用」中に，省令の 51 条の最終項目となる 16「当該治験に係る必要な事項」の内容としての 6 項目の 1 つとして，「被験者が守るべき事項」をあげているが，依頼者側の臨床試験実施計画書作成者，説明文書案作成者，医療機関側の説明文書作成者への徹底が不十分ならば，説明文書中に被験者が守るべき事項の記載がもれる場合もありうることに注意したい。

　そのような背景があるためか，参加者の権利ばかりが強調され，参加者の義務感が少なく，参加途中に無断で受診しなくなる場合もありうることは重大な問題につながりかねない。

　不幸な結果を避けるために，依頼者や担当医療機関は，個々の説明文書中に参加者が守るべき事項が明記されて説明を行うべき項目となっているかを確認すべきである。

　なぜなら，省令 GCP 第 51 条 8) の記述，「治験の参加を何時でも取りやめることができる旨」には医療提供者側との相談，連絡の必要性を記していないので，参加者が自己判断だけで途中で試験から退いてよいと誤解される可能性がある。もし参加者が相談・連絡なく受診を怠った場合には，臨床試験から退いた後の安全性確認ができなくなり，そのために，参加者の有害反応が進行し，不幸にして障害を残すことも危惧される。依頼者として，参加者の障害という取り返しのつかない責任は避ける必要がある。

　この点は重要なポイントで，米国では，FDA の被験者保護規定 21CFR50 と健康厚生省 DHHS の被験者保護規定 45CFR46 の双方で，臨床試験から退こうとする被験者の決意の成り行きと参加の規則的終了の手順を説明することを求めている。言い換えれば，急に中止した場合には禁断症状などが起きる可能性があり対応に苦慮することも起こりうるので，徐々に減量するなど，規則的手順が必要なことを説明すべきとしている。

参加者への形式的過保護はどのようなことを招くか

　参加候補者は医師または医師が依頼した臨床研究コーディネーターから説明文書に則って臨床試験について説明を受け，十分に納得したうえで同意書へ署名することにより，参加の意思を記録に残す。ところが，参加者保護の立場から，署名後でも，いつでも同意撤回が許されることが説明文書に記されており，口頭でも説明される。

　あくまでも参加者保護の目的でこのような寛大な権利が与えられているのであるが，この配慮が依頼者，医療提供者側に理解されず，極端なまでに参加者の自由な行動を認めるべきだと考えるためか，「いつでも自由に，理由を告げなくても撤回できる」などと説明したり，参加者を安心させるためか，いつでも撤回できることを繰り返し説明したりする。それでは，参加者は，本来は極めて厳格な臨床試験をついつい安易なことと感じてしまい，責任感をもつまでに至らず，定期の診察日に無断で診察に来なくなる。

　このいつでも自由に撤回してよいとの誤解の影響は大きく，脱落例の増加を招くのみならず，無断で受診しなかったために，試験実施計画書に予定されている中止時検査を行えないために，依頼者が連絡を試みても，責任感をもたない参加者はなかなか受診に来ないこともある。特に試験薬がたまたま退薬症候を示す薬物群の場合には，薬物投与の急な中断により，参加者が予想もしなかった退薬症候が出現し，患者を苦しめる結果となる。

　臨床研究では厳格な試験実施計画が求められているにもかかわらず，参加者尊敬が過度になった結果として，参加者が臨床試験の規律に気づかずに，安易な自己判断を行う状況に陥ったのである。

　臨床試験においては日常診療よりも規律が求められるので，参加者には，医療従事者に相談が必要なことを十分に理解してもらう必要がある。新しい治療法の発展に寄与できるはずの臨床試験への参加が，医療提供者側の過剰な配慮と参加者の甘えにより，臨床試験に寄与できないどころか，依頼者にも損害を与える結果に終わることになる。

(中野眞汎．被験者の自己決定権への配慮が行き過ぎて安全性確保に気づかない場合．臨床試験テキストブック．2009．pp42-3．)

臨床試験参加者として配慮すべき集団は何か

　臨床試験では，次のような弱い立場の者は特別に配慮されるべきだと考えられている。
- 性別では女性
- 年齢別では小児と高齢者
- 病態では認識能障害者（理解力，判断力などが低下している）
- 外傷者（精神的にも焦燥感をもち，ショック状態の場合もありうるため，通常の判断ができない可能性があるので，保護者が同席していれば，保護者の意向も尊重する必要がある）
- 昏睡患者（意識がないため，医療従事者の質問に答えられない場合があり，保護者が同席していれば，保護者の意向も尊重する）
- 末期患者（極度の疼痛により，意思の確認が困難なため，保護者が同席していれば，保護者の意向も尊重する）
- 人間関係では臨床試験依頼者と臨床試験実施予定者の関係者として，開発企業の社員，大学教員が臨床試験を担当する際の学生，医療機関が試験を受託する場合の実施医療施設職員（被雇用者）とその家族
- 被収容者（臨床試験参加者として奉仕すれば，刑が軽減されるという期待を持ちやすいので弱い立場にあるとみなされる。臨床試験関係者は，被収容者では臨床試験参加が強制とならないような配慮が必要である）

　以上のカテゴリーの被験者が参加する可能性がある臨床試験では，各群にふさわしい注意がなされるよう，臨床試験実施計画書に記述されているか，確認が重要である。

女性が参加する臨床試験では何に注意すべきか

　女性は人口の半分またはそれ以上を占めるだけに，新薬の女性患者への効果とともに胎児，乳児への影響に関する臨床研究は重要である．ただし，その解明は期待されるが，倫理的には実施が困難である．

　女性が罹患する疾患のなかで，妊娠が発症と関係する可能性がある場合には，妊婦での治療効果，安全性の検討が必要になるが，妊婦が医薬品を摂取することは，胎児への安全性が確認されていない際には，治験参加に関して慎重な判断が求められる．

　妊婦での臨床研究が必須でない場合には，参加者が妊娠すると，新薬の胎児への影響が懸念され中断が必要となるので，妊婦への投与は臨床研究実施例が少ないままであるが中止される．非臨床試験の結果から，胎児への影響が極めて少ない場合には，妊婦の同意によって病気の治療効果を期待した投与が認められうる．

　しかし，非臨床試験により，胎児への影響が極めて少ないと結論できない状況では，妊婦への投与は危険である．

　妊婦でなくても妊娠可能な女性の場合には，治験の参加途中で妊娠する可能性が否定できず，妊娠した時点で中止しても臨床試験薬の影響が残りうるので，避妊が確約されないかぎり試験への参加は不適当とされる．

　たとえ避妊を実施するとの条件で臨床試験を開始しても，妊娠検査の結果，妊娠反応が出た場合には，依頼者は以後の投与を中止して，なおかつ出産時まで継続的な検査を求める場合が多い．すなわち，臨床試験薬の投与が中止されても，中止までに投与された臨床試験薬が胎児に影響を及ぼしうるので，投与継続中の他の参加者と同様に，またはそれ以上に検査を必要とする．その理由は，臨床試験中の薬物では，ヒトでの胎児への影響の研究例が少ないので安全性が不明で，正常な出産が確認されるまで，依頼者としての安全性確認の責任が残っているからである．

　そのために，妊婦は被験者としては除外され，さらに妊娠の可能性がある閉経前の女性を投与対象とすることも回避すべきとされる．

　閉経前女性がどうしても臨床試験薬投与を必要とする場合には，避妊を義務付け，さらに短間隔で妊娠検査を実施して，万が一妊娠反応が確認されたら直ちに臨床試験薬投与を中止し，以後臨床検査のみを続行する検査実施計画が立てられる．

小児が参加する臨床試験の審査はどうしたらよいか

　小児を対象とする臨床試験では，判断可能な年齢に達していれば，同意取得時に小児科医または補助者として小児に慣れた CRC が，小児にも理解できる言葉で説明をして，小児自身ができる範囲で臨床試験内容を理解したうえで臨床試験に協力してくれる方向を目指す考えが適当だと考えられる。小児からの臨床試験参加承諾はアセント accent と呼ばれるが，名前を書ける年齢では記名してもらい，幼児，学童いずれでも保護者の署名も残す方針が適当である。

　小児治療薬の臨床試験は特殊であるから，小児用医薬品の臨床試験審査においては，小児科医が審査委員に入っている場合には審査委員として，さもなければ参考委員として参加してもらう必要がある。小児科医に臨床試験実施計画書，同意書の確認をしてもらう一方，小児特有の問題に関して，委員長または他の審査委員からの質問に答えてもらえる審査体制が望ましい。

　参考委員としての小児科医の出席は，省令 GCP の第 28 条の運用第 1 項の 11 に，「委員以外の特別な分野の専門家に出席を求め，その協力を得ることができる」と記されているので，依頼が可能であり，審査委員会での発言が許される。

　中規模以下の病院で，小児科医が少ない状況では，小児用医薬品の審査時には小児科医自身が申請者となる確率が高い。もし小児科医がすでに審査委員に指名されているならば，会議では自身が実施計画書の説明者であり，説明後の討論では質問への回答者の立場になる可能性が高い。ただ，質疑の段階で小児科の特殊性を説明し，委員長をはじめ他の委員の疑問にも答えることは許されているので，その機会を利用することは有用である。ただし，採決に加わることは許されない。

　小児では，薬物代謝能，排泄能が発達過程にあると考えられ，臨床試験薬が成人と異なる体内挙動を示しうるので，投与量の設定に注意が必要である。また，判断力も発達過程でありうるので，アセント取得時には十分な配慮が必要である。

高齢者，あるいは思考・判断できない患者が参加する臨床試験での注意点は何か

　高齢者では，肝臓病，腎臓病と診断されていなくても，年相応の代謝能・排泄能の低下が予想されるので，体内からの薬物の消失速度は遅くなる場合が多い．平均的適正投与量は青年の平均的適正投与量よりも少ないと考えられるので，同じ成人ではあるが，投与量，投与間隔設定は青年の場合と異なりうる．

　さらに高齢者では視力，聴力が低下している可能性があり，説明文書の理解力や，医療従事者の説明を正しく聞き取る力が衰えることが想定される．そのため，医療従事者からの指示への反応が十分でない場合が起きうる．医療従事者側の対応として，説明をしたら，患者の理解を確認する必要があり，理解されていないならば，説明を繰り返すべきである．

　加えて，記憶力が衰え，少し前にすでに服薬した事実を忘れ，服薬後間もないのに連続して服薬しがちである．同居の配偶者や家族が確認してくれない環境では，投与のたびに日誌に投与時刻を記録することを習慣にするよう求め，投与前には必ず日誌を確認してから行動する習慣を続けるよう指導する必要がある．

　一方，精神障害，認知症，発達障害などによる認識能減弱者では，情報を理解する能力，情報に対応した結果を考える能力，選択能力がなくなることに配慮する．そのために，判断・思考能力が少ない患者を対象に医薬品の臨床試験が計画される場合の審査には，そのような症状の患者に詳しい医師・看護師に出席してもらって，参考意見を聞くことが望ましい．

　また，本人の意思確認ができない状況であるので，参加は危険性が低い試験に限定すべきだとの考え方もある．

　倫理的考えから，意思確認ができない患者への投与は，期待される治験薬の有用性が危険性を上回る場合に限定されるべきとされる．

　精神障害，認知症，発達障害などによる認識能減弱者が参加する可能性がある治験の審査では，各群にふさわしい注意がなされ，臨床試験実施計画書に記述されているか，確認が重要である．

臨床試験関係者の影響が及びやすい参加者に対する臨床試験での注意点は何か

　主治医が所属し，講義・研修の指導を受ける大学生・大学院生，依頼者である企業の社員，臨床試験を担当する医療施設の職員など，臨床試験に関与する者は，必然的に，試験に必要な数の参加者が得られて，試験が予定どおり進行し，さらに希望する方向のデータが得られるよう望む。そのため，臨床試験に関与する者の影響が及ぶ者は，参加が強要される可能性があること，さらに試験に参加すると，臨床試験結果の評価があらかじめ望まれている方向へ曲げられる可能性があると懸念される。それで，一般的には臨床試験に関与する者が所属する組織の者が試験に参加することは避けるべきとされる。

　そこで，臨床試験を大学教員が担当する際の学生，企業が依頼者となる際の自社社員，病院が臨床試験を受託して実施する際の病院職員のように，臨床試験に関与する者の組織から参加者を出す場合には，参加への強要がないか，データの測定，収集，解析，結果の記録，転記の過程で，臨床試験を企画・実施する者が希望する方向へデータが変更されないような回避手段が講じられているかを検討しなければならない。臨床試験審査委員会としては，参加者募集段階で強要がないこと，臨床試験実施計画上でなんらかの歪曲回避手段が組み入れられているか検討することになるが，強要がないこと，データの歪曲が回避されることを証明することは容易ではないと予想される。

　臨床試験の関係者が属する組織としては，以下のような場合が考えられる。
　臨床試験研究者が属する大学医学部，医学科の学生が臨床試験の参加者となる際には学業成績評価者が臨床研究の調査実施者，臨床試験実施者である場合，依頼者である製薬企業の社員または家族が被験者となる際，さらに臨床試験実施施設の職員本人または家族が参加者になる際には，弱い立場から従わざるをえない状況にあること，参加者自身の自由意思を超えて，組織の圧力で参加せざるをえない環境がつくられうることとして，その参加は一般的には避けるべきとされる。

　以上のカテゴリーの被験者が参加する可能性がある治験では，臨床試験への参加において強制力が働きやすいので，意思表示過程に無理がないかの確認が求められ，各群にふさわしい注意がなされるよう，臨床試験実施計画書に記述されているか確認する。

健康人の第Ⅰ相臨床試験参加における留意点は何か

　患者が臨床試験に参加する場合には，治療効果を期待できるという患者にとって利益があるので，臨床試験参加は自発的になりうるが，健康人が第Ⅰ相試験に参加する場合には，患者と違って治療効果が参加動機にならない。自国政府の新薬開発推進政策に賛同して，自ら臨床試験に参加して国の発展に寄与するという気持ち，新薬の開発は国を超え世界の疾患征服に寄与することとして人道的立場から協力したいという気持ち以外には，臨床試験への参加により金銭を得られるという経済的理由だけが，参加動機となりやすい。

　そのうえ，臨床試験に参加すれば，交通費などの実費はもちろん，冷暖房が完備した待機室でテレビを見たり，ゲームをしたり，漫画などを読んだりして比較的快適に過ごせるうえに，収入が得られることが参加動機となると，参加者募集の側からは順調に登録が得られて喜ばしいが，金銭受け取りという動機が進んで，高価な車を買いたいからと，臨床試験へ多めに参加したいとなると，第Ⅰ相試験施設を渡り歩くことにまで進みうる。

　そこで，健康人のボランティアに関しては，本人の健康に差し支えない範囲で参加していることを見届けなければならない。そのため，倫理審査においては，臨床試験参加者の健康が守られるように第Ⅰ相試験施設の管理体制が組まれているかを確認する項目が，臨床試験実施計画書などに記されているかを確認すべきである。

危険性が高い臨床試験薬の臨床試験をどう考えるか

　医薬品の開発においては，作用が選択的で，有害反応の発生率が少ない新薬の開発が理想であるが，治療分野によっては，作用が選択的で有害反応発生率が少ない薬物をいまだ見出せないまま，既市販医薬品よりも多少とも有害反応発生率が少ないか，効果が強いことに甘んじて開発せざるをえない状況が存在する。

　そのような現状では，従来から使用している医薬品より多少有害反応発症率が低いことや，有害反応の症状が軽いことから新薬候補が提案されたならば，なるべく広い範囲で有害反応を起こしにくい患者を選択して，参加候補の患者には厳しい有害反応が起こりうることを説明する必要がある。また，有害反応の初期症状がある場合には，初期症状を説明して，初期症状と思われる症状が発生したら，直ちに担当医，担当CRCへ連絡して，早めの対応ができるように確認するとともに，患者家族，病棟担当薬剤師，担当看護師にも連絡して対応できる仕組みを作ったうえで，臨床試験に入る必要がある。

　倫理審査では，有害反応が多い点に対する対策が，臨床試験実施計画書にも明記されているか，確認することが不可欠である。

救命的背景での臨床試験にどう対応するか

　患者が危機的な状況にあるが，その施設で検討中の臨床試験用の救急医薬品に治療効果が期待される場合の対応は，本人の意思確認ができないとすると，まず家族の承認が得られるよう連絡を取ることである．同時に，迅速審査委員会の許可が得られるよう，出席可能なメンバーを募る．

　家族の承認に関しては，家族が遠方に住んでいるため，直接会って書面で同意を得る時間的余裕がない場合には電話連絡で了承を得て，家族の氏名，住所，了承の日時を記録する．

　迅速審査委員会の承認に関しては，都合がつくメンバーが少なくても会合して審議し，出席者名，会合日時，議事を記録する．このような状況では，患者の生命維持を優先して，迅速審査委員会の承認を得て，臨床試験責任医師の判断で投与が許される．

　このように，救命のために時間の余裕がない状況では，同意を得る試みがなされた過程，家族の来院依頼の連絡を試みた過程，電話などで家族の同意を口頭で得た過程を記録し，次回の定例審査委員会へ報告して，全体委員会としての事後承認を求める手続きが必要である．

遺伝子解析を伴う臨床研究ではどのような注意が求められるか

　遺伝子の解明が進んで，ある遺伝子の存在において特定の治療薬の効果が期待しやすい，遺伝子の多形現象 polymorphism において，ある多形 polymorph では薬物代謝が促進され，薬物効果が弱くなるなどの現象が確認される時代になっている。

　このように，遺伝子検査の実施により患者が特定の薬物の効果を得やすいかどうかを予想できるほうが，治療効果が確実になるのであれば，治療が効率化されて，患者の QOL の面から好ましい。効果を期待できるかどうか不明な状況のまま患者に投与して，結果的には効果がでる可能性が低い群に入ることが判明し，有害反応だけが出て苦しむ状況を作ることは，だれしも避けたいことである。

　代謝酵素の個体差を見つけて，患者ごとの代謝酵素活性に見合った投与量を決めれば，治療効率を上げられることも好ましい。

　医療費が国家財政を圧迫している現状では，遺伝子解析をして個別治療が技術的に可能であるにもかかわらず，治療効果を予想できないまま投与し続けるよりも治療の効率化が可能になり，医療費有効利用の面からも重要な政策であり，遺伝子解析により医薬品の選択，投与量の選択ができれば，遺伝子解析に要する検査費用は使用医薬品の節約によってカバーできる。

　一方，発病とかかわる遺伝子の解析は，結果が開示されると生命保険料の額に関係するとして，疾患関連遺伝子の解析結果はプライバシー保護の面から慎重であるべきであるが，発病遺伝子の解明自体は病気予防法の設計，日常生活の送り方を考えるうえでも進展が期待される。

　ヒトゲノム・遺伝子解析研究については，文部科学省，厚生労働省，経済産業省から「ヒトゲノム・遺伝子解析研究に関する倫理指針」が告示されているので，本書倫理指針・規則等の部分を参考にしていただきたい。

臨床試験でのプラセボ使用をどう考えるか

　新薬の有効性と安全性を客観的に確認するためには，新薬投与時の効果と安全性を，治療薬を含まない製剤（プラセボ）投与時または効果発現量以下の新薬を含む製剤投与時と比較する方法が利用される。

　しかし，有効成分を含まない製剤，有効成分を効果発現量以下しか含まない製剤の投与時には，治療効果は期待できないため，その期間が長ければ，その患者の病状の悪化が起こりうる。したがって，より優れていると予想される治療を希望して臨床試験に参加した者にとっては期待を裏切られることになり，参加者保護の面から臨床試験実施計画書を確認する立場では大問題である。

　そのため，ヘルシンキ宣言32項でも，プラセボの使用は，新薬投与の対象となる疾患の治療薬が存在しないため，治験薬の対照薬の投与ができない場合に限定して認められるとしている。

　例外として，ヘルシンキ宣言32項で限定的に認められる2つの場合は，①比較投与薬がないがために，比較のためのプラセボ投与が試験薬の予防，診断，治療の有効性もしくは安全性を判断するために必要である場合と，②試験薬の投与試験をすべき根拠があり，しかも治療対象の病態の症状が軽く，プラセボ群では治療効果が出なくても重篤になるか非可逆的障害が起こる危険性がないと予想できる場合，である。

同効の臨床試験薬使用前の洗い出し休薬期間を
どう考えるか

　既承認薬で治療中の患者が，新薬の臨床試験に参加する場合には，臨床試験薬の投与に入る前に，それまで使用していた既承認薬の投与を中止しその薬物の効果がなくなるまで待つ洗い出し（washout）を目的とする休薬期間が必要になる。

　洗い出しの期間が必要になる理由は，それまで投与されていた既承認薬が臨床試験薬投与直前まで投与されていると，投与され循環血中へ移行した既承認薬は全身に分布し，代謝や排泄などの過程により体内から除去されるが，いったん組織中へ分布した薬物がほとんど除去されるまでには時間がかかるからである。そのため，既承認薬の作用が残ることになり，続いて投与する臨床試験薬の作用と区別できないので，それまでの投与薬の影響をなくすために，その既承認薬の除去速度に見合った期間の投与中止が必要となる。

　既承認薬の投与を中止した後の休薬期間には今まで投与していた薬物が体内から徐々に除去されるので，治療効果が徐々に減り，しだいに効果がなくなるため，それまで症状発現が抑えられてきた病気の悪化が起こりうる。

　今まで既承認薬を投与していた患者において，臨床試験薬のみの効果と安全性を評価するためには洗い出し期間設置は必要な試験実施計画であるが，参加者保護の立場から対処が必要であろう。

　予定したい洗い出し期間中に治療対象とする病態の悪化の可能性が少ないか，洗い出し期間に起こりうる病状悪化は深刻または非可逆的でなければ，洗い出し期間を設定しても参加者保護の面で問題が少ないことになり，あらかじめ参加者に理解を求めることになる。

　しかし，それまで使用していた既承認薬の除去速度が遅いために洗い出し期間が長く，洗い出し期間に起きる病気の悪化が厳しい場合には対応が必要となる。

　洗い出し期間に起こりうる悪化が厳しい場合の対応として，臨床試験薬と同様な治療効果をもつが，体内からの除去速度が今まで投与されていた既承認薬より速い別の既承認薬の利用が考えられる。今までの投与薬の除去速度が小さく長い洗い出し期間が必要な場合に，同じ効果を示すが，除去速度が大きいので短期間で影響がない濃度まで減少させられる。

ボランティアへの支払いと負担軽減費をどう考えるか

　臨床試験参加は，参加候補者の自発的志願，すなわち好意に依存しているので，参加者への支払いとその金額は微妙な問題である。

　臨床試験への参加はあくまでも自発的（voluntary）であるべきとの従来からの考えによれば，始めから定額を支払うとの条件で参加者を募集することは報酬と理解されるので，適当とはいえない。

　ところが，自発的に参加してみたいと考えても，もし参加すれば実際には交通費が持ち出しになるし，自由に行動したい時間のかなりの部分を臨床試験に拘束され，検査などのために試験施設での滞在が長時間になると，外食も必要になり出費が増すことを考えて，素直に参加を即座に決心できない状況がある。

　そこで，試験参加に伴って必要となる交通費や外食費などの実費に近い概算額を，試験参加によって生じる負担軽減費として補償する案が最も受け入れやすいと考えられる。

　ただ，参加者のなかには，治験参加の意義を十分に理解しておられて，治験への参加により，最新の治療法の恩恵を受けられ，さらに自分の治験参加が今後の治療法の進歩に貢献できるということだけで満足だと考えて，金銭の受け取りを辞退して志願なさる患者もおられる。

　そこで臨床試験参加者募集時には，臨床試験参加による負担を軽減する目的で交通費と外食費等を補償する用意をしているとの趣旨を明らかにしておき，補償を受け取るかどうかは本人の判断に任せて，送金は本人の意思確認をしたうえで，口座へすべきだと考えられる。

　現状では，負担軽減制度の趣旨を説明せずに，もともと補償を期待していない参加者にも，支払が許可される通知があったからと，機械的に支払手続きをする例があるので，臨床試験への自発的参加の維持のためにも，一律送金の状況は避けるべきだと考えられる。

　別の問題点として，通院の遠近に関わりなく，負担軽減費を一定額に規定したことは適当でない。手数が掛かるが，遠方からの参加者が予想される臨床試験では，手順書に特殊な事例への対応は検討できると明記し，依頼者との契約時に了解を得ておけば，参加者の交通経路届出と交通機関からの受領書提出によって交通費とし，概算額と理解しうる外食費の平均的金額を加えて送金するほうがわかりやすいと考えられる。

健康人の第Ⅰ相臨床試験への参加に関する支払いの考え方はどのようになるか

　患者さんが最新の治療法の恩恵を受けられるとして臨床試験への参加を志願する場合と異なり，第Ⅰ相の臨床試験に健康人が参加する場合には，別の考え方が求められる。第Ⅰ相試験のうち，健康人が参加する薬物動態試験でも，日本の新薬開発に協力したいと自発的に参加してくれる人が現れるとありがたいが，現状では，自分の病気の治療という恩恵もないので，志願者が少ないと推察できる。第Ⅰ相の，健康人が参加する試験に限っては，新薬開発協力のために，臨床試験参加に必要な時間をつくる努力と，注射や採血などの苦痛とともに，臨床試験が要求する実施計画書通りの時間を守る努力に対し，試験協力費を支払うことは適当だと考えられる。他方，同じ第Ⅰ相試験であっても，抗がん薬などでは患者が参加でき，患者の場合には治療効果が期待でき，参加者に恩恵があるので，支払い額はあくまでも負担軽減の範囲にとどめるべきだと考えられる。

　厳密に議論すると，抗がん薬の第Ⅰ相試験でも，試験実施計画書によってはプラセボ群が設定されている場合があるので，始めからプラセボ群に入って，患者本人にもプラセボと知られる実施計画では，患者は治療効果を期待できないので，治験協力の観点からの支払いの考慮が必要になろう。だが，ブラインド試験で，患者にプラセボ群かどうか不明な場合には，始めからプラセボ群だからと支払いができないので仕方ないとするか，ブラインド試験では，半数か1/3がプラセボ群に入るのだから，参加者全員に試験協力費を用意すべきだという考えもあろう。

(Grady C. Payment of clinical research subjects. J Clin Invest 2005 ; 115 : 1681-7.)

臨床試験中に有害事象が発生した場合の対応はどのようにすべきか

　参加者が臨床試験参加中に有害事象が発生した場合には，臨床試験責任医師・分担医師は診察をして，十分な医療措置を行う。また，有害事象に対する治療が必要になった場合には，参加者にその旨を伝えて，有害事象の発生領域が責任医師・分担医師の専門分野でないために，専門医師の治療が必要と判断した際には参加者に伝えて受診を促し，参加者に受診に納得してもらえたら，CRCなどが受診の補助をすべきであろう。

　有害事象が臨床試験薬概要書に記載されていない，新たな有害事象か，概要書に記載されていても重篤な場合には，医療機関の長と依頼者へ報告する。

　参加者に関しては，重症度も観察し，依頼者の意見も参考にして，臨床試験からの撤退も検討する。

　軽症であることを理由に継続する場合，重症度が高く臨床試験から撤退する場合のいずれにしても，十分に検査をして症状の推移を監視して，回復するまで医療チームが責任を持つべきだと考えられる。

臨床試験参加者が健康被害を受けた場合にはどのように対処されるか

　参加者は臨床試験参加中に健康被害を受ける可能性があるので，GCP省令第14条に沿って依頼者は保険に加入するなどの対応策を用意している。

　臨床試験審査委員会では，参加者保護の立場からどのような対応が用意されているか，臨床試験実施計画書を確認する必要がある。

　依頼者は医薬品企業法務研究会（医法研）が検討して作成した「医法研 被験者の健康被害補償に関するガイドライン」を使用することが多い。

　健康被害補償ガイドラインでは，次のように記載されている。

1　補償の原則で，臨床研究に起因して被験者に健康被害があった場合には，治験依頼者に賠償責任がなくとも自ら定めた補償制度に従って補償するとしている。
2　除外の項目で，治験中でなくとも起きたであろう偶発的事故原因に起因するもの，第三者の違法行為または不履行に因るもの，治験と健康被害との因果関係が否定される場合には，補償の対象とならない。
　　市販後臨床試験において，市販薬を投与したことによる健康被害には補償しないとしている。
3　制限の項目で，患者に対して薬剤の予期した効果またはその他の利益を提供できなかった場合は，プラセボを投与した被験者に治療上の利益を提供できなかったとしても，原則として補償しない。
　　被験者の重大な過失により発生した健康被害に対しては，補償額を減らすか，補償しない。
4　補償基準では，治験に起因して健康被害が生じた場合は医療費を支払うとし，健康人を対象とする試験にあっては医療費全額を，患者を対象とする試験にあっては健康保険等からの給付を除いた自己負担額を依頼者が負担する。

　治験に起因して健康被害が生じた場合で，入院を必要とするような健康被害にあっては，医薬品副作用被害救済制度の給付を参考に医療手当を支払う。

　治験に起因して健康被害が生じた場合の補償金支給額は，健康人では政府労災給付を，患者では医薬品副作用被害救済制度を参考にする。

　また，抗がん薬のように治療比（確率）が低い薬物の治験の補償にあたっては，健康被害の医療費のみ依頼者が負担すればよいとされる。

（URL：http://www.ihoken.or.jp/guideline/kaiteiguideline.html）

有害事象発生報告の審議はどの程度求められているか

　重篤な有害事象または臨床試験薬概要書に未掲載の新規有害事象が，自施設で発生した場合には，依頼者と規制当局へ報告することと，治験責任医師の判断，依頼者の判断でよく，治験継続に影響するほどに重篤な場合には，可及的に早い機会に審査委員会を開くか，全員委員会開催が不可能な状況では迅速審議で，継続してよいと判断するか，説明文書を修正したうえで参加者に説明し直して継続への同意の有無を尋ねることが求められる。

　臨床試験が国内でも進行している場合には，国内で発生した重篤な有害事象および臨床試験薬概要書に掲載されていない新規有害事象のうち，自施設で同じ臨床試験薬の臨床試験を受託している場合には依頼者から報告され，さらに受託している臨床試験薬が外国で試験中またはすでに発売中で一般治療中に重篤な有害事象または新規の有害事象が発生した場合にも，依頼者を経て報告される。これらの場合には，依頼者の判断，臨床試験責任医師の判断により，試験継続に影響しうると考えられた場合には，可及的に速やかに審査委員会で審議する。重症度が高く，早急な判断が必要と考えられた場合で，定例の会議が間近な場合には全体会議の議題とし，定例の会議まで待つことが適当でない場合には，迅速審議会で審議し，審議結果は次回の全体会議で報告する。

　全体会議であれ，迅速会議であれ，有害事象の報告を吟味して，臨床試験責任医師の意見，依頼者が安全性委員会を設置している場合には，その意見も参考にして，試験をそのまま継続してもよいか，参加者の参加継続意思に影響するほどの重症度と判断して，説明文書を修正したうえで参加者に説明して継続意思を確認するかどうかを決める。

米国などの臨床試験参加者アドボケートの役目は何か

　米国では拠点病院が臨床試験推進の公的予算を受けて総合臨床研究センターを運営しているが，運営予算で参加者アドボケート advocate を雇用して，臨床試験の現場で参加者擁護の役目を果たすよう期待している。

　臨床試験は実施計画書に沿って行われるはずであるが，従来は実施計画書を承認した後の，実際の臨床試験で参加者の保護がどの程度実行されているか不明であったので，参加者アドボケートは参加者が入院している病棟，参加者が診療を受ける外来診療の臨床試験現場に出て，参加者の立場で，臨床試験の過程をチェックする。問題点があれば，指摘し，参加者から要求があり，それがもっともな要求であれば，診療チームへ伝える。問題点の指摘が無視されてはいけないとの判断から，問題点は総合臨床研究センター長へ報告して，センター長から臨床試験担当医師へ伝達される伝達体制を採用している施設もある。

　臨床試験参加者アドボケートの本来の任務は，次のようなものである。
1）承認された臨床試験実施計画に則った臨床試験の実施確認
2）臨床試験審査委員会で注意すべきと指摘された部分の実施確認
3）依頼により参加者候補への説明と同意取得時に陪席して，同意取得過程の確認
4）有害事象発生時への対応の確認
5）臨床試験審査委員会に陪席し，後に議事録を入手など
である。

　ただ，臨床試験関係者へのサービスとして，以下の教育的事項も行う場合が多い。
1）臨床試験担当医師，臨床試験支援者へ臨床試験関連規制の教育
2）データ・安全性モニタリング手順の教育
3）有害事象発生時の対応法指導
4）同意取得法指導

臨床試験途中で受診しなくなる者へどう対応すべきか

わが国の臨床試験実施の基準では，参加者の人権への過度の配慮のためか，省令 GCP 本文中に参加者の義務の履行の項を入れなかったために，参加者の義務を明記した欧米 GCP に比べると，日本の臨床試験参加者の義務感が少ないうえに，省令 GCP 中の文章が，「参加を何時でも取りやめることができる旨」であるのに，国内依頼企業からの説明文案が，GCP 説明文書規定を超えて，極端に参加者に配慮してか「自由に」とか，「理由を説明することなく」とかが加えられている場合もあり，臨床試験担当医，CRC との会話も少ないと，臨床試験参加を参加者だけの判断で撤回してよいと理解されやすい。このような説明文をそのまま受け取ると，臨床試験支援センターへ電話連絡さえすることなく，約束日の受診に行かなくてもよいと解釈されかねない。

欧米企業からの説明文書には，臨床試験参加を撤回できることを記しながらも，参加を撤回する場合にも，参加者の安全を確保する観点から必要な検査や追跡検査を受けていただくことがあると記している。

参加者の自己決定権への過度とも言える尊重と参加者の安全性確保への重きの置き方の議論になるが，「理由を尋ねないから，ご自由に止めていただいても良いですよ」と解釈されかねない説明文を書いて，どのような結果が起こりうるか気づかないのは，依頼者も実施医療機関も無責任な姿勢に思えるので，ご検討をお願いしたい。

このような極端な例もあるので，説明文書の審査においては，見落としやすいが，安易な人権のみの尊重は，参加者の安全性確保への無責任につながるので，慎重に審議する。参加者が撤回を望んだ時には，医療チームと相談することを求める文を挿入すべきだと考えられる。参加を止めたいと考える理由に，臨床試験薬の服用による体調不良もありうるとすると，無断で受診しなくなった結末の恐ろしい結果さえ予想される。

ちなみに，米国の FDA による臨床試験説明文の中に，臨床試験から撤退した場合の結果を記し，止める場合には徐々に投与量を下げたほうが良い場合もあることを説明文に記すことも必要と記されている。

いずれにしても，自己の意思で署名し治験に参加したのだから，撤回する際には担当医や CRC と相談して，中断時の安全性も確認してから投与を打ち切るべきである。参加者は，いくら自由意思といっても，署名までして自分の意思により参加した治験の降り際も順序を踏んでほしい。

4 臨床試験の質の確保

臨床試験の科学性確保のためにどのような分野を審査するか
臨床試験の信頼性確保にはどのような審査を行うか
治験審査委員会,臨床研究審査委員会審議結果をなぜ公開するか
臨床試験継続の審議はどの程度なされるべきか
臨床試験進捗状況の報告は必要か
臨床試験審査委員会の判断にはどのようなものがあるか
臨床研究で利益相反(Conflict of Interest:COI)をいかに管理するか
『厚生労働科学研究における利益相反の管理に関する指針』はどのような内容か
臨床試験において試験担当者の利益相反の管理はなぜ必要か
臨床試験における利益相反とその管理について,他国ではどうしているか
臨床試験審査委員会採決時になぜ試験関係委員の退室が求められるか

臨床試験の科学性確保のためにどのような分野を審査するか

　臨床試験では今後の治療法の進歩のために参加者の尊い協力を必要とするので，その協力に応えるためにも無駄な試験は許されない。臨床試験実施計画書の内容で調べることは，①実施計画がその相までに得られたデータに基づいているか，②試験結果から結論を得られるように，統計解析に耐えうるような試験計画を組んでいるかの2点である。

　臨床試験実施計画書の審査では，前提となるデータとして，次の点などを検討し，合理的な試験実施計画が組まれているか，確認すべきである。

①第I相試験では，その前の非臨床試験としての数種類の動物試験結果から外挿して，第I相試験で計画するヒトにおける安全性試験の実施を企画しうる投与量の推定が得られているか

②第II相試験では，第I相試験における健康人での試験，または抗がん薬ではがん患者での薬物動態試験で，吸収，分布，代謝・排泄の総合的結果として，望ましい血中濃度持続が得られているか，個体間変動はどうか，少な目の投与量での安全性試験により動物実験でみられなかった有害反応が観察されていないか

③第III相試験では，第II相試験における結果が検討されて，第III相試験にふさわしい試験項目を正当化できるデータに基づいているか

　第I相試験は，ヒトでの最初の試験であるから，動物試験における短期，長期安全性データは参加者保護の観点から必須であるし，複数の実験動物モデルでの有効性データは臨床試験参加者の参加意欲の面から重要である。

臨床試験の信頼性確保にはどのような審査を行うか

　治験は，ヒトでの試験を重ねて，データを解析しながら，新薬が将来多くの患者の治療，予防，診断に用いうるかを見極めるためになされるので，各参加者のデータに単純な過誤，意識的作為があると，得られたデータから誤った結論が導かれる可能性があるので，データの信頼性が確保されなければならない。

　医療施設で行われる治験は，依頼者がモニターの立場から，しばしば現場を訪れてデータの収集状況を確認し，治験実施計画書に従って治験が進行しているか，症例報告書の内容が患者の診療録の記録と一致しているかを確認し，転記における誤りなどがあれば修正する。

　症例報告書 CRF 提出後には，依頼者による症例報告書データの確認が行われ，数字として問い合わせるべき部分はクエリ query（疑問）として医療機関のデータと確認作業が行われる。

　監査過程では，モニター部門とは別に設置された監査部門の担当者が医療機関を訪問して，症例報告書記載データと診療録記入データとの照合が行われて，報告データの原資料確認（SDV, source data verification）が行われる。各施設からのデータをとりまとめて，統計学的解析が行われ，その結果に基づいて製造承認申請書が作成され，規制当局へ提出される。

　規制当局は必要と判断した場合には，実施医療機関を訪問し，申請資料を実施施設のデータ収集過程の診療録と照合して，確認がなされる（査察）。そして，提出資料にまとめられた効果，安全性が良好で，資料の信頼性が確認された後，厚生労働省の専門委員会で協議したうえで答申し，製造販売許可を出す。

　したがって，治験審査委員会は，治験実施計画書に，データ取得時の信頼性確保の記述がなされているかどうかも，審査対象とする。

治験審査委員会，臨床研究審査委員会審議結果をなぜ公開するか

　平成20年2月29日に公布された省令GCPの一部を改正する省令において，第28条の改正が取り上げられ，治験審査委員会の手順書，委員名簿並びに会議の記録及びその概要を作成すること，さらに治験審査委員会の手順書，委員名簿及び会議の記録の概要を公表することが求められた。

　これは，米国FDAとOHRP（Office of Human Research Protection）による治験審査委員会の規制と異なり，日本では，臨床試験に参加する被験者の保護も重要な任務とする治験審査委員会の整備が不十分だったので，規制当局として，最初は自己申告により，審査委員会の現状を把握し，次の段階で，整備が不十分な治験審査委員会への指導が予定されているかもしれない。

　この手順書，委員名簿，会議記録概要の公表は，製薬企業，医療機器製造企業にとっても，臨床試験の依頼先を検討する際の参考になり，臨床試験参加を希望する患者，一般市民にとっても，診療施設の現状が把握できる。つまり，受診医療施設選択の参考になりうるので，情報公開は臨床試験を良い方向へ導くと考えられる。

　他方，治験以外の臨床研究に関しては，倫理審査委員会において審査される施設が多いが，平成20年7月31日に全面改正された臨床研究に関する倫理指針が告示され，平成21年4月1日から施行された。

　多くの場合に企業によって実施計画書が作成される治験と異なり，臨床研究では実施計画が医療施設内で作成される場合もあるが，実施前に臨床研究倫理審査委員会の審査を受け，許可を得なければならないが，審査を担当する倫理審査委員会の設置者は，倫理審査委員会の手順書，委員名簿，会議の記録の概要を公開することが求められている。しかも，倫理審査委員会の設置者は毎年1回，倫理審査委員会の委員名簿，開催状況，その他必要事項を，厚生労働大臣に報告しなければならない。さらに，侵襲性があり，介入を伴う研究では，公共的データベースへ臨床研究実施計画の内容を事前登録することが求められている。

　臨床研究では，健康ボランティア，患者が参加するが，臨床研究の内容，企画の目的，その審査過程までも公開されることは，参加者にとっても望ましく，国としても現状を把握することができ，臨床研究の信頼性を保つためにも有効と考えられる。

臨床試験継続の審議はどの程度なされるべきか

　臨床試験では試験開始に先立って試験申請時に試験内容が審議される。実施許可が与えられると，しばらくは審査委員会から離れる状態になる可能性があるが，本来臨床試験審査委員会はすでに承認した臨床試験が試験実施計画書に従って実施されているかを把握する義務がある。複数年の臨床試験では1年に1回程度の確認が必要とされる。臨床試験実施医療施設によっては，試験の進捗状況を把握する目的で，参加者の追加ごとに委員会に報告して，前回の報告との間に起きた有害事象，モニタリング報告，試験チームのメンバー変更などを提出して，進捗状況の報告とする。

　試験が1年以上継続する場合には，更新のための書類が提出されるので，その時点での参加者数，有害事象の発生状況，中止症例などが報告されると，進捗状況が理解されやすい。いったん実施が承認された臨床試験も臨床試験審査委員会の責任下にあるので，試験継続の審議は審査委員会の責任の一端が果たされることにもなる。

臨床試験進捗状況の報告は必要か

　企業は，臨床試験実施により結論が得られるように，統計学的に必要な参加人数を検討したうえで，各試験実施施設で担当可能な症例数を相談して，試験責任医師の合意の下に依頼している．そのため，試験責任医師が契約数を正確に覚えている必要があり，そうでないと，症例登録が遅れ，依頼者に迷惑をかける場合がある．

　該当する患者数との関係で契約数の達成率が低くなりやすい実施施設は，依頼者からは信頼できない施設として，将来の依頼リストから削除される可能性もあるので，臨床試験を受託した施設は，時々受託した各試験の患者登録の進捗状況を臨床試験審査委員会に提出してコメントを受けることも大切だと考えられる．このことにより，事務局も試験責任医師も進捗状況を確認できる．

臨床試験審査委員会の判断にはどのようなものがあるか

臨床試験審査委員会の判断として，省令 GCP の運用に，原則として以下のように，承認か，修正を条件に承認か，却下があげられている。

ア 承認
イ 修正のうえで承認：審査報告書に改訂可能な範囲の修正・追加要請箇所を明記して報告し，改訂されれば再審査をしなくても改訂箇所の確認だけで承認する条件付承認
ウ 却下（再申請可）：大事な点で問題があり，再提出後に再審査が必要
エ 既に承認した事項の取り消し

ところが，実際に審査委員会を運営していると，情報不足のために依頼者の意向が確認できず，承認か・却下かの判断が不可能の場合が生じうる。これは，臨床試験責任医師または治験事務局が依頼者の意向に関して理解が不十分な場合に起こる。その問題は，審査委員会開催時に，依頼者が陪席するか控え室に待機していて，審査中に依頼者の明確な意向が伝えられる場合には解決する。だが，待機していたとしても，依頼者側の待機者の理解が不十分で本社への確認が必要な場合には，依頼者側責任者との連絡が夕方の審査委員会開催時刻では取りにくいこともあり，解決が翌日にならざるをえず，どうしても保留のまま回答を待ちたい状況が生じうる。そこで，省令 GCP 第 28 条第 2 項の運用の 2 の (3) の③の括弧内記述の中に，「原則として，次のいずれかに該当するかを示す等」という原則があることを根拠として，5 番目の意見として「保留」という判断も採用している治験審査委員会も存在する。

なお，申請書類の形式的不備は，申請書類受け付け時に臨床試験審査委員会事務局で発見し，直ちに申請者へ連絡して差し替えを求めるべきで，時間的に限定される審査委員会では，あくまでも内容の審査に集中すべきである。

改訂可能な修正要求として，以下に例を示す。

1．説明文書について患者に理解しやすい文章への修正
2．説明文書の用語の修正
3．併用禁止医薬品リストへの追加またはリストからの削除
4．補償内容の追加

臨床研究で利益相反（Conflict of Interest：COI）をいかに管理するか

　公的研究である厚生労働科学研究などでは，その公正性，信頼性が厳密に確保されなければならないので，利害関係が想定される企業等との関わり（利益相反）について適正な対応を求めるために，厚生労働省から2008年3月に『厚生労働科学研究における利益相反（conflict of interest：COI）の管理に関する指針』が通知された。

　広義の利益相反は，狭義の利益相反と責務相反の双方を含み，狭義の利益相反は，個人としての利益相反と組織としての利益相反の双方を含んでいるが，個人を対象とする場合には狭義の利益相反中の個人としての利益相反が取り扱われる。

　利益相反とは，具体的には，外部との経済的な利益関係等によって，公的研究で必要とされる公正かつ適正な判断が損なわれるか，損なわれるのではないかと第三者から懸念が表明されかねない事態をいう。

　公正かつ適正な判断が妨げられた状態としては，データの改ざん，特定企業の優遇，研究を中止すべきであるのに継続するなどの状態が考えられるため，臨床研究の公正さを保ち，研究参加者を保護するためにも，利益相反の管理が求められる。

　経済的な利益関係とは，研究者が，自分が所属し研究を実施する機関以外の機関との間で給与等を受け取るなどの関係を持つことをいい，給与等には，給与のほかにサービス対価（コンサルタント料，謝金等），産学連携活動に係る受入れ（受託研究，技術研修，客員研究員等の受入れ，研究助成金受入れ，依頼試験・分析，機器の提供等），株式等［株式，株式買入れ選択権（ストックオプション）等］，および知的所有権（特許，著作権および当該権利からのロイヤリティ等）を含むが，それらに限定はされず，なんらかの金銭的価値を持つものはこれに含まれる。

　対象としては，研究者，研究者が所属する機関のほか，研究者と生計を一にする配偶者および一親等の者（両親および子ども）についても，研究における利益相反が想定される経済的な利益関係がある場合には，臨床研究審査委員会と独立した利益相反委員会等における検討対象としなければならない。

　利益相反委員会では，研究者本人から提出された経済的利益関係資料を審査し，極端な場合には研究者が関係する依頼者の臨床研究への参加を原則禁止とするなどの決定を行う。その他の場合には，個別に判断し，臨床研究の実施計画の策定，データ分析などについては利害関係を持たない他の人に任せる，臨床研究に対する第三者の監査を実施するなどの対策を講じることを条件にして，研究実施を認めている。

『厚生労働科学研究における利益相反の管理に関する指針』はどのような内容か

　厚生労働省科学研究の公正性，信頼性を確保するために2008年3月に厚生労働省大臣官房厚生科学課長から通知された利益相反の管理に関する指針の内容として項目を紹介するが，下記のサイトをご覧いただきたい。

Ⅰ　目的
Ⅱ　定義　1　本指針の対象となる「利益相反（COI）」
　　　　　2　「経済的な利益関係」
　　　　　3　本指針の対象となる「機関」及び「研究者」
Ⅲ　基本的な考え方
Ⅳ　所属機関の長の責務，研究者の責務
　　1　所属機関におけるCOIの管理に関する規定の策定
　　2　COI委員会
　　3　COI委員会への報告等
　　4　COI委員会等の意見等
　　5　COIの管理
　　6　厚生労働省等への報告
　　7　厚生労働省等からの指導
　　8　関係書類の保存
　　9　個人情報，研究又は技術上の情報の保護
　　10　COIに関する説明責任
Ⅴ　厚生労働省による調査等
　　1　調査及び調査への協力
　　2　調査結果の通知及び改善指導
　　3　改善指導に対して適切に対応しなかった場合の措置
Ⅵ　その他
　　1　経過措置
　　2　指針の見直し
　　3　その他

(URL：http://www.mhlw.go.jp/general/seido/kousei/i-kenkyu/rieki/txt/sisin.txt)

臨床試験において試験担当者の利益相反の管理はなぜ必要か

　利益相反 conflict of interest とは，臨床試験を例にとると，参加者の福祉，研究の完全さのような第1の関心事が，研究者の個人的または金銭的利益といった第2の関心事により，影響を受け，判断が偏らされることである．

　利益相反は研究の実施自体と結び付いているといわれている．特に臨床試験担当者は，参加者の福祉と試験の成果の双方に関心があるので，あらゆるときに利益相反の可能性があるとされる．

　利益相反の解決法として，臨床試験担当者が企業等との関係を自己申告して，利益相反委員会が管理する方法がある．

　研究者の個人的利益と施設での役目または職業的義務の間に相違がある場合，個人的利益がその人の役目または職業的義務の遂行に影響するかの疑問を引き起こすときに利益相反が存在する．また，施設の利益と，たとえば良質の研究を実施する責任の間に相違がある場合にも，同様な相反が起こりうる．

　利益相反は，研究の要件以外の因子のもとになされた判断に導かれて，研究過程の正当性または研究を管理している施設を傷つける可能性がある．

　金銭上の利益相反が公衆の気持ちでは第一であるが，他の相反する利益として，研究の結果に有意に依存する私的利益，有意の個人的または職業的利益を含んでいる．

　利益相反が存在するという認識は実際の相反と同程度に重大であり，個人の正当性，施設の運営実践についての懸念を引き起こす．

臨床試験における利益相反とその管理について，他国ではどうしているか

　オーストラリアのヒト参加研究における倫理的行動に関する国家声明の5.4の利益相反の部分を引用する。
【序論】
　研究面での利益相反は，以下の場合に存在する：
- 人の個人的利益または責務が，施設内の役割または研究における職業的義務の遂行に影響する可能性がある場合
- 施設の利益または責務が研究上の義務の遂行に影響する可能性がある場合

　相反は金銭上の利益と関係する可能性があるが，その他の私的，職業的または施設の利益，または研究結果に有意に依存する便宜に関係する可能性もある。
　利益相反は研究過程自体および/または研究を管理する施設内過程を損ないうるし，研究者または施設が研究に関する決定を研究の要件以外の因子に基づくように導くかもしれない。
　利益相反が存在するという認識は実際の相反と同程度に重大であり，個人の誠実性，施設の運営実践について危惧を生じさせる。
【指針】
1. 施設は，実在または可能性がある以下の利益相反について，確認し管理する透明な過程を確立すべきである。
   a 施設；b 研究者；c 倫理審査組織・委員・アドバイザー
2. 研究に関連する利益相反がある施設は，関係のある倫理審査組織へ相反に関して報告すべきである。
3. 倫理審査組織は，研究者が関係する利益相反を管理するための対策が取られているかを評価すべきである。対策には，次のことが含まれているとよい。
   a 情報が研究参加者に発表される；b 該当する研究者以外の者が最初に参加者に接触する；c 情報が研究のどれかの報告で発表される。d 研究は別の研究者により実施される；e 研究を実施しない。
4. 倫理審査組織は，施設が関係する利益相反が存在する可能性に気づいた場合には，その施設へ通知すべきである。
5. 倫理審査組織は，審査委員と助言を求める専門家へ，審査する研究に関し存在または可能性がある次のような利益相反があるかを明らかにするよう，求めるべきである。
   a 研究への個人的な関与あるいは参加；b 経済的あるいはその他の関心，または提携；そうでなければ，c 競合する研究への参加
   審査組織は，このような相反を管理する規準を取り入れるべきである。委員の場合には，規準は会議から，または組織の審議の一部または全部からの排除，熟練助言者の場合には，書類の助言のみを求める。
6. 他人のプライバシーを侵害する可能性があるなど，ときに研究者は利益相反をもつ事実を明かさない理由が倫理的に受容できることもある。倫理審査組織がその事実の公表なしで利益相反を管理できると認めた場合のみ，該当する研究者は，その研究に参加できる。

(URL：http://www.nhmrc.gov.au/publications/synopses/e72syn.htm)

臨床試験審査委員会採決時になぜ試験関係委員の退室が求められるか

【利益相反回避の例】

　院内審査委員会のように，審査委員会委員の多くが病院の職員で，臨床試験責任医師，分担医師も病院の職員である場合，自分が申請した書類を自ら実施の可否について判断する場面も生じうる。それで，倫理的審査では，該当する臨床試験関係委員の採決参加は適当とはみなされない。

　臨床試験実施に関して，申請者が臨床試験審査委員である場合には，試験の実施について説明し，質問に対し答えることまでは適当であるが，可否の採決の段階では，退席して，採決には加わらないことが妥当である。

　このように，委員が審査される立場で採決に加わると，己のために賛成することになるので，正当な判断ができないとみなされる。このような状況も利益相反とされ，採決に加わる権利を捨てて，問題となりうる行動を回避する。

　この利益相反の考え方は，審査委員が臨床試験実施を申請する企業の顧問をしていたり，委員自身が臨床試験責任医師であったり，委員の上司または部下が臨床試験責任医師の場合には，採決にあたり公平な判断ができにくいとみなされて，採決時には棄権を求められる。さらに，採決時に棄権しても同じ会議場に居続けると，他の委員が率直な判断を表明しにくいと，退室も求められることになる。

　利益相反は欧米では十分に理解されていて，利益相反を回避することが当然とみなされるが，日本人は利益相反があってもそれを指摘しないまま，発言を控えるという対応をとることが多い。利益相反への対応法を学んで，利益相反を回避しながら審議を行わないと，日本では問題点を解決しないまま審議を続けていて，適正な審議会としての機能を果たしていないと指摘されかねない。

　利益相反を無視して審議を進めていると，その審査委員会の判断は無効となり，その審査委員会で承認された臨床試験結果が国際的なデータ収集に採用されない危惧さえ存在しうる。

5 倫理審査で参考にすべき倫理基準・規則等①
(国際的資料)

◆国際的倫理基準
臨床試験審査委員会での判断には国際的資料として何を参考にすべきか
『ニュルンベルグの綱領』はどのように位置付けられるか
米国医師会による医の倫理に関する最初の綱領はどのように位置付けられるか
米国医師会による医の倫理綱領とはどのような内容か
世界医師会のジュネーブ宣言はどのように位置付けられるか
世界医師会の『医の倫理国際綱領』はどのように位置付けられるか
世界医師会のヘルシンキ宣言はどのような経緯で成立したか
ヘルシンキ宣言中の「B すべての医学研究のための基本原則」とはどのような内容か
ヘルシンキ宣言中の「C 医療と結びついた医学研究のための追加原則」とはどのような内容か
患者の権利に関する世界医師会リスボン宣言とはどのような内容か
医師主導の職業規範に関する世界医師会マドリッド宣言とはどのような内容か
米国病院会の患者の権利章典とはどのような内容か
米国のベルモント報告はどのような経緯で作成されたか
国際医科学団体協議会 CIOMS の疫学研究の倫理審査のための国際指針とは何か
CIOMS のヒトが参加する生物医学研究のための国際倫理指針とはどのような内容か
WHO の医薬品の治験のための GCP 指針とはどのような内容か
WHO の生物医学研究を審査する倫理委員会の運営指針とはどのような内容か
WHO の臨床研究実施基準手引書とはどのような内容か
UNESCO の生物倫理学と人権の普遍的宣言とはどのような内容か
UNESCO のヒトゲノムと人権に関する世界宣言とはどのような内容か

◆ICH シリーズ
国際調和を目指す日米欧三極指針の目的と種類は何か
ICH E6「医薬品の臨床試験の実施の基準」の制定目的と内容は何か
ICH E8「臨床試験の一般考慮事項」とは何か
ICH E9「臨床試験のための統計学的原則」とは何か
ICH E5「外国臨床データを受け入れる際に考慮すべき民族的要因」とは何か
ICH E10「臨床試験における対照群の選択とそれに関連する諸問題」とは何か
ICH E11「小児集団における医薬品の臨床試験」とは何か
ICH E7「特殊な集団支援の研究:老人病学」とは何か
ICH E2A「臨床安全性データ管理:迅速報告のための定義と基準」とはどのような内容か
ICH E4「新医薬品の登録(承認)を支援する用量-反応情報」とは何か

臨床試験審査委員会での判断には国際的資料として何を参考にすべきか

国際的指針としては，次のようなものがある。
- 「ニュルンベルグの綱領」
- 世界医師会の医の倫理の国際綱領
- 世界医師会の「ヘルシンキ宣言」
- 患者の権利に関する世界医師会リスボン宣言
- 米国病院協会患者の権利章典
- 米国健康教育福祉省の「ベルモント報告」
- CIOMS のヒトが参加する生物医学研究のための国際倫理指針
- WHO の医薬品の治験のための GCP 指針
- WHO の臨床研究実施の基準手引書
- 日米欧州連合医薬品規制調和国際会議の ICH 指針
- 米国の連邦規則の被験者保護条項
- 欧州倫理委員会のための指針と勧告
- イギリスの治験における GCP のための医学研究評議会 MRC 指針
- カナダの 3 評議会政策声明

　世界医師会の「ヘルシンキ宣言」は 1964 年に採択され，その後何回かの改訂を経て，2008 年に Seoul で開催された世界医師会総会修正承認が最新版である（2011 年 6 月現在）。

　米国の「ベルモント報告」は 3 つの原理を中心とするが，長い討議からまとめられただけあって，十分に配慮が行き届いており，米国では「ヘルシンキ宣言」以上に重要視されている。

　解説付きで分量は多いが，CIOMS（医科学国際組織評議会）の国際倫理指針も参考になる。

　詳しい「治験審査委員会手引書」が米国 DHHS（保健福祉省）の OHRP（被験者保護局）のホームページ*に掲載され，印刷できるかたちで提供されているので，インターネットで参照することも可能で，便利である。

(*URL：http://www.hhs.gov/ohrp/archive/irb/irb_guidebook.htm)

『ニュルンベルグの綱領』はどのように位置付けられるか
The Nuremberg Code

　「ニュルンベルグの綱領」とは，第二次世界大戦終結後，大戦中に捕虜と拘留者に残忍きわまる実験を行った医師の公判のために，1947年に公布された医学研究の倫理に関する最初の国際的綱領である。「人体実験のための指令」とよばれ，それ以後の宣言等の基礎となった。

　被験者の尊厳を保護するために作成された綱領は，研究の倫理的実施のための次の10条件を提示した。

　①研究参加には，参加候補者の自発的同意が絶対に必須である。
　②実験は，社会に貢献できる成果が得られ，他の研究方法・手段ではその成果を期待できず，十分に検討されたものでなければならない。
　③実験は，動物実験の成果や病気やその他の問題の自然経過の知識に十分に基づき計画されるので，期待される結果が実験の遂行を正当化できる。
　④実験は，不要な身体的，精神的苦しみと傷害をすべて回避するよう，管理されるべきである。
　⑤死または後遺症が起きうるとあらかじめ確信できる理由がある実験は実施すべきではない。実験を行う医師も被験者として参加する場合には，おそらくその限りではない。
　⑥実験でもたらされる危険度は，実験によって解決される問題の人道的重要性によって決まる危険度を超えてはいけない
　⑦可能性が少なくても傷害，機能喪失，または死の可能性から，被験者を保護するために，適当な準備がなされ，適切な設備が提供されるべきである。
　⑧実験は科学的に適任とされる者のみにより実施されるべきある。実験を行う者は，実験のすべての段階を通して，最高の技能とケアが要求される。
　⑨実験過程で，実験の継続が不可能と思える身体的，精神的状態に達したら，被験者は実験を終了する自由をもつべきである。
　⑩実験過程で，実験の継続が被験者の傷害，機能喪失，死に至る可能性があると確信する理由があるならば，実験の担当者はどの過程でも実験を終了しなければならない。

(URL：http://ohsr.od.nih.gov/guidelines/nuremberg.html)

米国医師会による医の倫理に関する最初の綱領はどのように位置付けられるか
Original Code of Medical Ethics of The American Medical Association

　米国医師会による医の倫理綱領は 1847 年 5 月にフィラデルフィアで開催された総会で採択された。それは，世界医師会の医の倫理国際綱領が 1949 年 10 月にロンドンで採択される 100 年以上前であった。Appendix E の医の倫理綱領 Code of Medical Ethics は特に重要と思われるので，第 1 章の第 1 条については，各セクションの冒頭部分を紹介する。

第 1 章　患者に対する医師の責務と医師に対する患者の協力義務
　　第 1 条　患者に対する医師の責務
　　　§1　患者の要請に従うばかりか，医師の精神は，使命の大きさと，その遂行において担い続ける責任を十分に理解するべきである……
　　　§2　医師の務めをする際には，注意深さ，着実さ，人間愛をもって行う……
　　　§3　疾患に関してより完璧な知識を得るため，病態のすべての変化に即座に対応するため，そして患者の信頼の維持につながるために，患者への頻繁な訪問は一般的に必要である。だが，不必要な訪問は回避する……
　　　§4　疾患に対する処置や治療において医師の重要性を強調するために，過去の非科学的な知識から暗い予測をしてはいけない……
　　　§5　不治と思われても，患者を見捨ててはいけない……
　　　§6　難治で長期間の加療が必要な患者に対して，相談は，信頼と活力を高揚させ，より広い視野を与えることがあるので，推奨すべきである。
　　　§7　不良な生活習慣をもつ患者に対して，生活習慣を是正しようという決心をさせ，それを強化する機会は無視してはいけない。
第 2 条および第 2 章以降は，項目のみ示す。
　　第 2 条　医師に対する患者の協力義務
第 2 章　相互の，そして医師という職業全般に対する医師の責務
　　第 1 条　職業的特徴を保持するための医師の責務
　　第 2 条　医師相互間の職業的奉仕の報奨にかかわる医師の責務
　　第 3 条　代行的な役割を果たす際の医師の責務
　　第 4 条　相談を受ける際の医師の責務
　　第 5 条　対立する際の医師の責務
　　第 6 条　相違が生じた際の医師の責務
　　第 7 条　金銭的謝意に関する医師の責務
第 3 章　市民に対する医師職の責務と市民の医師職に対する協力義務
　　第 1 条　医師職の市民に対する責務
　　第 2 条　市民の医師に対する協力義務

(URL：http://www.ama-assn.org/ama1/pub/upload/mm/369/1847code.pdf)

米国医師会による医の倫理綱領とはどのような内容か
Code of Medical Ethics of The American Medical Association

米国医師会による医の倫理綱領は，5回の改正を経て，1980年には全文と7項目で示された「医の倫理原則」が発表された。2001年にはさらに2項目の追加が行われ，次のようなものとなった。

【前文】
　医療従事者は長期にわたり，主に患者の利益のために発展してきた倫理宣言全体を承認してきた。医療従事者の一員として医師は，患者に対する最優先される至上の責任のみならず，社会，他の保健関連職種や自分自身に対する責任も認識すべきである。米国医師会により採択された次の原則は法律ではなく，医師の名誉あるふるまいの本質を定義した行動の規範である。

1. 医師は，人間の尊厳と権利に対して共感と尊敬の気持ちをもち，適切な医療を提供することに献身すべきである。
2. 医師は，専門性の水準を保持し，医師という職業を介するすべての人間関係に誠実に対処し，人格や能力が劣っていたり，詐称あるいは欺瞞に関わっていたりする医師を，適切な機関に報告するよう努めるべきである。
3. 医師は，法律を遵守し，患者の最大の利益に反するような要件については，その改善に努力するという責任を認識すべきである。
4. 医師は，患者，同僚，他の保健関連職種の権利を尊重し，法の制約の範囲で，患者の秘密および個人情報を保護すべきである。
5. 医師は常に，科学的知識を学習し，応用し，発展させ，医学教育に積極的に関与し，患者，同僚や公衆に対して相互間の情報を入手できるようにし，必要に応じて，助言を求めたり，他の保健関連従事者の能力を活用すべきである。
6. 患者に対して適切な医療を提供する際に，救急の場合を除き，医師は，だれに提供するか，だれと協力するか，どのような環境で医療を提供するか，自由に選択できるものとする。
7. 医師は，地域社会の向上および公衆衛生の改善に貢献する活動に参加する責任を認識すべきである。
8. 医師は，患者に医療を提供するにあたって，患者への最大限の責任を負うべきである。
9. 医師は，すべての人々に対し医療へのアクセスを確保すべきである。

(URL：http://www.ama-assn.org/ama/pub/physician-resources/medical-ethics/code-medical-ethics/principles-medical ethics.page)

世界医師会のジュネーブ宣言はどのように位置付けられるか

Declaration of Geneva（World Medical Association）

　1948年にスイス・ジュネーブで開催された第2回世界医師会総会で採択された7条が，1968年オーストラリア・シドニーでの第22回，1983年イタリア・ベニスでの第35回，1994年スウエーデン・ストックホルムでの第46回世界医師会総会で修正されて10条となり，2005年フランス・デボネレバインスでの170回評議会と2006年フランス・デボネレバインスでの173回評議会とで修正されて，現在の11条の内容になっている。ジュネーブ宣言は「医師の誓い」とも呼ばれている。

　医師会会員として入会する際の誓いが次のように示されている。
- 私は，人類への奉仕に自分の人生を捧げることを厳粛に誓う。
- 私は，私の師に，当然受けるべきである尊敬と感謝の念を捧げる。
- 私は，良心と尊厳をもって私の専門職を実践する。
- 患者の健康が私の第一の考慮事項である。
- 私は，私への信頼のゆえに知りえた患者の秘密を，たとえ患者の死後においても尊重する。
- 私は，全力を尽くして医師という専門職の名誉と高貴なる伝統を維持する。
- 私の同僚は，私の兄弟姉妹と同じである。
- 私は，私の職責と患者との間に入る，年齢，疾病と障害，信条，民族的出身，性別，国籍，所属政治団体，人種，性的志向，社会的地位または他の因子を考慮することを許さない。
- 私は，人命への最大限の尊敬を維持する。
- 私は，威嚇下でも，人権と思想言論の自由を侵すために医学的知識を使わない。
- 私は厳粛に，自由に，私の名誉にかけてこれらの約束をする。

（URL：http://www.wma.net/en/30publications/10policies/g1/）
（日本医師会和訳 URL：http://www.med.or.jp/wma/geneva.html）

世界医師会の『医の倫理国際綱領』はどのように位置付けられるか
The WMA International Code of Medical Ethics

　本綱領は1949年，イギリスのロンドンでの第3回世界医師会総会で採択され，下記と同様3部分から成り，それぞれ6項目，4項目，3項目の内容であった。1968年オーストラリアのシドニーでの第22回総会，1983年イタリアのベニスでの第35回総会で修正されたときにはそれぞれ9項目，4項目，3項目に変更された。2006年南アフリカのピラネスバーグでの総会で修正されて，現在の12項目，7項目，3項目になっている。

1) 医師の一般的義務として「常に独自の職業的判断を磨き，職業的行動の最高基準を維持する」など，12項目があげられている。
2) 患者に対する医師の義務として，以下の7項目があげられている。
   - 医師は，人命尊重の責務を何時も心に持つべきである。
   - 医師は，医療の提供に際して，患者の最善の利益のために行動すべきである。
   - 医師は，患者に対して完全な忠誠を尽くし，患者に対してあらゆる科学的手段を用いる義務がある。診療や治療にあたり，自己の能力が及ばないと思うときは，必要な能力のある他の医師に相談または紹介すべきである。
   - 医師は，守秘義務に関する患者の権利を尊重しなければならない。ただし，患者が同意した場合，または患者や他の者に対して現実に差し迫って危害が及ぶ恐れがあり，守秘義務に違反しなければその危険を回避することができない場合は，機密情報を開示することは倫理にかなっている。
   - 医師は，他の医師が進んで救急医療を行うことができないと確信する場合には，人道主義の立場から救急医療を行うべきである。
   - 医師は，ある第三者の代理として行動する場合，患者が医師の立場を確実にまた十分に理解できるよう努めなければならない。
   - 医師は，現在診療している患者と性的関係，または虐待的・搾取的な関係を持ってはならない。
3) 同僚への医師の義務として，3項目があげられている。

（URL：http://www.wma.net/en/30publications/10policies/c8/）
（日本医師会和訳URL：http://www.med.or.jp/wma/ethics.html）

世界医師会のヘルシンキ宣言はどのような経緯で成立したか
Declaration of Helsinki（World Medical Association）

　すでに世界医師会のジュネーブ宣言が 1948 年に，医の倫理の国際綱領が 1949 年に発表されていた 1964 年に，フィンランド・ヘルシンキで開かれた第 18 回世界医師会総会において，「ヒトでの実験：世界医師会の倫理綱領」という名称で，ヘルシンキ宣言が採択された。それは，序論 4 段落，基本原則 5 段落，職業的ケアと結びついた臨床研究 2 段落，非治療的臨床研究 7 段落から構成されていた。その後も 1975 年の東京での第 29 回，1983 年のイタリア・ベニスでの第 35 回，1989 年の香港での第 41 回，1996 年の南アフリカでの第 48 回，2000 年のイギリス・エジンバラでの第 52 回で修正が重ねられ，2002 年の米国・ワシントンで段落 29 へ，2004 年の東京で段落 30 へ注釈が加えられた。さらに，2008 年の韓国・ソウルでの第 59 回で 3 つが追加され，序論 10 段落，基本原則 20 段落，医療と結びついた医学研究追加原則は 5 段落となった。

　A 序論の各段落の要点を紹介しておく。

1. 本宣言は，全体として読まれるよう意図されているので，各段落は他の関連する段落を考慮したうえで適用される。
2. 本宣言は，主に医師向けだが，被験者参加医学研究への医師以外の参加者にもこれらの原則を採用することを奨励する。
3. 医師の知識と良心は，医学研究に参加する患者を含め，患者の健康を増進させ保護するという義務の達成に捧げられる。
4. 世界医師会のジュネーブ宣言，医の倫理の国際綱領も合わせて，遵守する。
5. 医学研究に参加していない集団には，研究参加への適切な道が与えられるべきである。
6. 被験者参加医学研究では，個々の研究参加者の福利が他のすべての関心事に優先すべきである。
7. 最善の医学的介入であっても，安全性，有効性，効率，使いやすさと質に関する研究を通し，継続的に評価されるべきである。
8. 診療および医学研究では，ほとんどの医学的介入には危険性と負担を含んでいる。
9. 特別な支援が必要となる研究集団には，同意の諾否を独自で行えない集団や強制や不当な影響に弱い集団が含まれる。
10. どのような自国あるいは国際的な倫理的，法的，規制上の必要条件も，本宣言の研究被験者のための保護に影響すべきでない。

（URL：http://www.wma.net/en/30publications/10policies/b3/）
（URL：http://dl.med.or.jp/dl-med/wma/helsinki2008e.pdf）
（日本医師会和訳 URL：http://www.med.or.jp/wma/helsinki08_j.html）

ヘルシンキ宣言中の「Bすべての医学研究のための基本原則」とはどのような内容か

Declaration of Helsinki
B. PRINCIPLES FOR ALL MEDICAL RESEARCH

各段落は1～15行に及び，1項目に複数の宣言文を含むので，難解である。要点を示す。

11 研究参加者の生命，健康，尊厳，完全性，自己決定権，私生活と個人情報の守秘は，医学研究に参加する医師の義務である。
12 被験者参加医学研究は，一般的な科学的原則に従い，これまでの関連する情報，動物実験などの成果に従うべきである。
13 環境を害する可能性がある医学研究の実施に際しては，適切な注意が払われるべきである。
14 被験者に参加してもらう各研究試験の設計と遂行は，研究実施計画書中に明示されなければならない。研究実施計画書には，関連の倫理的配慮に関する声明，また本宣言の原則の位置付け，資金提供，後援者，研究組織との関わり，利益相反，参加者に対する報奨，被害を受けた際の補償などの情報を含むべきである。
15 研究実施計画書は，承認などを得るため，試験開始前に研究倫理委員会に提出されなければならない。この委員会は，独立した組織で，進行中の試験を監視する権利をもつべきである。
16 医学研究は，適正な科学的訓練と資格をもつ個人によってのみ実施されなければならない。研究参加者の保護責任は常に医師か他の医療専門職が負うべきである。
17 不利な立場または弱い集団や地域社会に参加してもらう医学研究は，利益を得る十分な可能性がある場合にのみ正当化される。
18 すべての医学研究では，予想しうる危険性と負担を，予見可能な利益と比較する慎重な評価が先行すべきである。
19 すべての臨床試験は，最初の参加者募集の前に，公的に接続可能なデータベースに登録されなければならない。
20 医師は，潜在的な利益よりも危険性が高いと判断される場合，または結果の決定的証拠がある場合，直ちに試験を中止すべきである。
21 被験者に参加してもらう医学研究は，成果の重要性が研究に元々存在する危険性と負担に勝る場合にのみ実施すべきである。
22 医学研究への被験者としての参加は，判断能力がある個人によって自発的に同意されるべきである。
23 研究参加者の私生活と個人情報を守るため，また試験の，身体的，精神

的および社会的な影響を最小限にするために，あらゆる予防策が講じられるべきである。

24 被験者候補は，医学研究に関連するすべての側面について適切に説明され，参加の同意をいつでも取り下げる権利があることを知らされるべきである。医師または他の適切な有資格者は，被験者候補がその情報を理解したことを確認したうえで，自由意思によるインフォームドコンセントを，文書で求めなければならない。

25 個人を特定しうるヒト由来の試料または資料を使用する医学研究では，医師は収集，分析，保存および/または再利用の同意を求めなければならない。同意を得ることが不可能か非現実的な場合，研究は，研究倫理委員会の検討と承認を得た後にのみ行ってよい。

26 インフォームドコンセントを求める場合，医師は，被験者候補が医師に依存した関係や，強制下に同意する恐れがあるか否かについて，慎重に判断すべきである。

27 判断能力がない者が被験者候補となる場合，医師は，法律上の権限をもつ代理人にインフォームドコンセントを求めるべきである。

28 判断能力がないとみなされる被験者候補が，参加の賛意（アセント，法的効力がない承認）を表わせる場合，医師は，法律上の権限をもつ代理人からの同意のほか，本人の賛意を求めるべきである。

29 意識不明の患者のように，同意が困難な被験者に参加してもらう研究は，身体的，精神的状態がその対象集団の特徴である場合に限り行われてよい。このような状況では，医師は法律上の権限をもつ代理人にインフォームドコンセントを求めるべきである。代理人が存在しない場合には，研究実施計画書でその旨を説明し，研究倫理委員会で承認後，研究を開始すべきである。

30 著者，編集者および発行者はすべて，研究成果の出版に関して倫理的責務を負っている。著者は被験者についての研究の結果を公にする義務をもち，報告書の完全性と正確性に説明責任がある。否定的結果および結論に達しない結果も，出版または他の方法で公表されるべきである。また，利益相反などを明示しない研究報告は，出版を受理されるべきではない。

(URL：http://dl.med.or.jp/dl-med/wma/helsinki2008e.pdf)
(日本医師会和訳 URL：http://www.med.or.jp/wma/helsinki08_j.html)

ヘルシンキ宣言中の「C 医療と結びついた医学研究のための追加原則」とはどのような内容か

Declaration of Helsinki
C. ADDITIONAL PRINCIPLES FOR MEDICAL RESEARCH COMBINED WITH MEDICAL CARE

「B すべての医学研究のための基本原則」同様，要点を示す．

31 研究がその予防的，診断的，治療的価値により正当化される範囲で，研究への参加が被験者の健康に悪影響を与えない条件のもと，医師は医学研究を医療と結びつけられる．

32 新しい医学的介入の利益，危険性，負担と有効性は，最良で最新の証明された医学的介入との比較で試験されるべきである．証明された医学的介入が存在しない場合，また患者に重篤あるいは不可逆的な有害作用を生じさせない場合，プラセボ，または無処置との比較が許される．

33 研究終了後，参加者は全員，研究結果を知る権利があり，また利益を享受する権利がある．

34 医師は，医療のどの面が研究と関係するか患者へ十分に説明しなければならない．患者の決定が患者-医師関係を干渉してはならない．

35 証明された医学的介入が存在しないか，無効であった患者の治療では，医師は，インフォームドコンセントを行い，承認されていない医学的介入を使用してもよい．可能ならば，この医学的介入は，安全性と有効性を評価するために設計された研究目的とすべきである．すべての場合に，新しい情報は記録され，適当ならば，公表されるべきである．

(URL：http://dl.med.or.jp/dl-med/wma/helsinki2008e.pdf)
(日本医師会和訳 URL：http://www.med.or.jp/wma/helsinki08_j.html)

患者の権利に関する世界医師会リスボン宣言とはどのような内容か

Declaration of Lisbon on the Rights of the Patient
(World Medical Association)

　世界医師会による患者の権利に関する宣言は，1981年のポルトガル・リスボンでの第34回総会で採択され，1995年のインドネシア・バリ島での第47回総会で修正され，2005年のチリ・サンディアゴでの第171回理事会で編集のうえ，修正された．

　内容は，序文と次のような11の原則からなる．

1　良質の医療を受ける権利
2　選択の自由の権利
3　自己決定の権利
4　意識のない患者
5　法的無能力の患者
6　患者の意思に反する処置
7　情報に関する権利
8　秘密保持に関する権利
9　健康教育を受ける権利
10　尊厳に関する権利
11　宗教的支援に関する権利

(URL：http://www.wma.net/en/30publications/10policies/l4/)
(URL：http://dl.med.or.jp/dl-med/wma/lisbon2005e.pdf)
(日本医師会和訳 URL：http://www.med.or.jp/wma/lisbon.html)

医師主導の職業規範に関する世界医師会マドリッド宣言とはどのような内容か

Declaration of Madrid on Professional Autonomy and Self-Regulation (World Medical Association)

1987年のスペイン・マドリッドでの第39回世界医師会総会で採択され，2005年のフランス・ディボネラバインでの第170回評議会で編集のうえ修正された。2009年のインド・ニューデリーの総会で採択された。

医師主導の職業規範に関して，8項目の原理からなり，医師の職業的自立性が中心である。ここでは，患者との関係が記されている5項を紹介するにとどめる。

5　すべての医師主導の職業規範は，次のことを保証しなければならない。
　　a　患者に提供される医療の質
　　b　医療を提供する医師の能力
　　c　医師の職業上の行為

患者に対して良質で継続的な医療を保証するために，臨床的知識，技術，能力の向上および保持することを目的として，継続的な専門性の向上の過程に積極的に参加しなければならない。

(URL：http://www.wma.net/en/30publications/10policies/r4/)
(URL：http://dl.med.or.jp/dl-med/wma/madrid2009e.pdf)
(日本医師会和訳URL：http://www.med.or.jp/wma/madrid.html)

米国病院会の患者の権利章典とはどのような内容か
A Patient's Bill of Rights（American Hospital Association）

　ボストンにあるベス・イスラエル病院では，患者の権利を示すことが医師の患者への態度を改善するためにも必要と考えて，1972年に患者の権利を明示した。この考えに米国病院協会が賛同し，1973年に採択されて公表された。1992年に，理事会で，以下の改訂版が承認された。

　改訂版の患者の権利章典の中身は12項目からなる。患者が決定能を欠くか，法的に無能力であるか，または小児の場合，任命された代理人，代理決断人により患者のために次の権利が行使されるとした。

1　十分に考慮され，尊重された医療を受ける権利
2　診断，治療，予後に関する最新の情報をわかりやすく伝えられる権利
3　処置や治療の開始前および実施中に同意をするのに必要な情報を受ける権利
4　治療を拒否する権利と拒否した場合の結果を知る権利
5　私的事項に配慮を求める権利
6　自分の医療に関する通信や記録が守秘されることを望む権利
7　自分の医療に関する記録を閲覧する権利
8　患者のサービス要求に応えることを望む権利
9　病院，教育機関，医療提供者間の関係を尋ねる権利
10　提案された研究への参加に同意する，あるいは拒否する権利
11　病院の医療が適当でない際に，医療の合理的な継続性を期待して，必要な情報や選択肢を尋ねる権利
12　患者に対する看護，治療，責任に関する病院の方針や診療の情報を得る権利

この患者の権利という考えは，米国がん協会，国内では東京都立病院などで公表されている。

　ところが，米国病院協会では，医療環境の変化により，患者の権利というより，医療提供者と患者は治療協力者であるという考え方へ進んでいる。2006年からは，患者ケア協力というテーマで，以下の6分野にわたるパンフレットを作成して配布している。

・高品質の病院ケア　　　　　　　・清潔で安全な環境
・患者ケアへの積極的参加：病状，治療選択肢，治療計画，患者情報
・患者の私事の保護　　　　　　　・退院時の協力
・支払請求と保険請求での協力

(URL：http://www.patienttalk.info/AHA-Patient_Bill_of_Rights.htm)

米国のベルモント報告はどのような経緯で作成されたか
The Belmont Report

　米国において，1974年に国家研究法が公布された際に，生物医学的研究および行動研究の被験者保護のための国家委員会が設けられた。1976年に首都ワシントンのスミソニアン研究所のベルモント会議センターで4日間の議論が行われ，その後4年近く月例委員会で審議して，1979年に当時の米国保健教育福祉省から「ベルモント報告—被験者の保護のための倫理的原則と指針」の名称で公布された。
　内容は，参加者保護を含む研究のための倫理的原則と指針である。項目と要点を示す。
A．診療と研究の境界
　研究と，承認されている診療行為とを区別することは困難であるが，診療行為のなかに研究の要素がいくらかでも含まれる場合には，被験者保護のために，審査を受ける必要がある。
B．基本的な倫理的原則
　1．人格の尊重
　人格の尊重とは，個人の自律性を認めることと，自律性が減弱した人の保護という2つの基本的な倫理的確信により成り立つ。人格を尊重する際には，競合する事柄間でバランスをとる必要があることがしばしば生じる。
　2．善行
　善行とは，害から保護するだけではなく，利益を確保するよう努力することである。これは，責務として理解する必要がある。善行の原則に該当する種々の要件により，葛藤が生じる場合もある。
　3．正義
　研究に際し，だれが利益を享受し，だれが負担を負うかは，正義に関わる問題である。研究から利益を得られない人々を被験者とすることがないよう，正義の原則に従う必要がある。
C．適用
　1．インフォームドコンセント
　人格の尊重という原則は，被験者が参加するかを決める機会を与えられる際に，適切なインフォームドコンセントが行われることが要件になる。同意にあたり，情報，理解，自発性が重要な3要素である。
　2．危険性と利益の評価
　危険性と利益の評価は，審査委員会には被験者の危険性が正当化できるかどうか，また被験者候補には参加するかどうかを判断する根拠となる。
　3．被験者の選択
　正義は，社会的レベルと個人的レベルで，被験者の選択と関連している。正義の原則では，被験者の選択では，手順と成果の公平性が要件となる。

(URL：http://ohsr.od.nih.gov/guidelines/belmont.html)
(和訳　津谷喜一郎ほか．URL：http://homepage3.nifty.com/cont/28-3/p559-68.html)
(雑誌掲載　津谷喜一郎ほか．臨床評価 2001；28（3）：559-68．)

国際医科学団体協議会 CIOMS の疫学研究の倫理審査のための国際指針とは何か
1991 International Guidelines for Ethical Review of Epidemiological Studies

　国際医科学団体協議会（Council for International Organizations of Medical Sciences：CIOMS）により，疫学研究者，政策立案者，倫理審査委員会委員，倫理問題に取り組む者を対象としてまとめられ，1991年に公表された。構成は次のとおりである。

序説
前文
一般的な倫理原則
疫学へ適用される倫理原則
インフォームドコンセント
　　各自の同意　　　　　　　　　地域社会の合意
　　情報の選択的開示　　　　　　不適当な影響
　　参加の誘導
利益の最大化
　　研究成果の伝達　　　　　　　研究成果の伝達の中止
　　研究成果の公開　　　　　　　研究中の地域社会の健康増進
　　地域健康担当者の訓練
害の最小化
　　害をなし悪を行うこと　　　　集団での予防
　　有害な広報　　　　　　　　　社会的習慣の尊重
　　異なる文化への感受性
秘密性
利益相反
　　利益相反の同定　　　　　　　科学的客観性と支持
倫理審査手続き
　　倫理審査の必要性　　　　　　倫理審査委員会
　　倫理審査委員会委員の倫理的行動　　地域社会の代表
　　個人および社会的観点の均衡科学的堅実さの保証
　　安全性と質の評価　　　　　　被験者の選択における公平性
　　弱者と依存的集団　　　　　　対照群
　　ランダム化　　　　　　　　　多施設試験のための準備
　　偶発的傷害への補償　　　　　外部からの援助を受けた研究
　　研究と計画書評価の区別　　　研究者から提供される情報

（URL：http://www.cioms.ch/publications/guidelines/1991_texts_of_guidelines.htm）
（和訳　光石忠敬．URL：http://homepage3.nifty.com/cont/20_3/guidelines.html）
（雑誌掲載　光石忠敬．臨床評価 1992；20（3）：563-75．）

CIOMSのヒトが参加する生物医学研究のための国際倫理指針とはどのような内容か
International Ethical Guidelines for Biomedical Research Involving Human Subjects

　国際医科学団体協議会（Council for International Organizations of Medical Sciences：CIOMS）は，WHOとUNESCOが協賛で設立した非政府組織で，最初の国際倫理指針案は1982年に出された。その後エイズの拡大に伴い，1993年に改訂版が出された。

　その後も改訂作業が進められ，従来は扱っていない倫理問題も含む2002年版が出された。ベルモント報告の倫理原則である人格の尊重，善行，正義が随所にみられる。内容は次のとおりである。

　　背景　　　　　　　　序説　　　　国際的手法と指針
　　一般的な倫理原則　　前文

国際的指針は，以下の21の指針とその注解からなる。

1　ヒトが参加する生物医学研究の倫理的正当性と科学的妥当性
2　倫理審査委員会
3　外部からの依頼による研究の倫理審査
4　個人のインフォームドコンセント
5　インフォームドコンセントの取得：研究参加候補者のための必須な情報
6　インフォームドコンセントの取得：依頼者と研究実施者の義務
7　研究参加への勧誘
8　研究参加の利益と危険性
9　インフォームドコンセントを行えない個人が参加する研究でのリスクに関する特別な制限
10　資産が限定された集団と地域社会における研究
11　臨床試験における対照の選択
12　研究参加者集団の選択における負担と利益の公平な分配
13　傷つきやすい人々が参加する研究
14　小児が参加する研究
15　精神的または行動的障害の理由でインフォームドコンセントが行えない人々が参加する研究
16　研究参加者としての女性
17　研究参加者としての妊婦
18　秘密性の保持
19　傷害された参加者のもつ治療と補償を受ける権利
20　倫理的および科学的審査および生物医学研究の能力強化
21　外部依頼者のもつ健康管理サービスを提供する倫理的義務

（URL：http://www.cioms.ch/publications/layout_guide2002.pdf）
（和訳　光石忠敬ほか．臨床評価 2007；34（1）：7-82．）

WHO の医薬品の治験のための GCP 指針とはどのような内容か
Guidelines for Good Clinical Practice (GCP) for Trials on Pharmaceutical Products

　先進国を中心に検討された調和のための国際会議 ICH とは異なり，国際保健機関（WHO）は，発展途上国をも含む全世界を対象として，指針，手引書を発行してきた。この指針は WHO 技術報告シリーズ 850 番，添付書類 3 として 1995 年に公開された。項目を示す。

　序論
　用語集
　1　治験の準備と必要条件
　2　治験実施計画書
　3　被験者の保護
　　　3.1　ヘルシンキ宣言
　　　3.2　倫理委員会
　　　3.3　インフォームドコンセント
　　　3.4　秘密性
　4　研究者の責務
　5　依頼者の責務
　6　監視者（モニター）の責務
　7　安全性のモニタリング
　　　7.1　有害事象の対処と記録
　　　7.2　有害事象の報告
　8　記録保管とデータの取扱い
　9　統計学と計算
　10　医薬品の取扱と説明責任
　11　医薬品規制当局の役目
　12　治験実施のための品質保証
　13　多施設治験の考慮
　参考文献
　付録 1　世界医師会のヘルシンキ宣言　1989 年版
　付録 2　治験実施計画書に含まれるべき項目のリスト
　付録 3　多施設共同試験のための配慮

（URL：http://apps.who.int/medicinedocs/pdf/whozip13e/whozip13e.pdf）

WHOの生物医学研究を審査する倫理委員会の運営指針とはどのような内容か
Operational Guidelines for Ethics Committees that Review Biomedical Research

世界保健機関(WHO)により各国・各地方の倫理委員会に国際的基準を示し，審議の質と一貫性を保つために編集され，2000年に公表された。項目を示す。

緒言
 1 目的
 2 倫理委員会の役割
 3 倫理審査システムの確立
 4 倫理委員会の構成
　4.1 委員の必要条件（資格）
　4.2 任期
　4.3 任命条件
　4.4 事務局
　4.5 定数要件
　4.6 独立顧問
　4.7 倫理委員会委員の教育
 5 申請の提出
　5.1 申請
　5.2 申請条件
　5.3 記録
 6 審査
　6.1 会合要件
　6.2 審査の構成要素
　6.3 迅速審査
 7 意思決定
 8 決定の通知
 9 追跡
 10 文書化と記録保管
用語集
支持する文書類
委員会類
背景

(URL：http://apps.who.int/tdr/svc/publications/training-guideline-publications/operational-guidelines-ethics-biomedical-research)

WHO の臨床研究実施基準手引書とはどのような内容か
Handbook for Good Clinical Research Practice (GCP):
Guidance for Implementation

　国際保健機関（WHO）は，発展途上国をも含む全世界を対象として，指針，手引書を発行してきたが，この手引書はWHOから1995年に出版された指針「医薬品の治験のためのGCP指針」の追加として，1995年以後に公表された主要な指針であるICHのGCP（1996）などに基づいて編集され，2002年に発行された。項目は以下のとおりである。

前文
序説
臨床研究の過程の概説
GCPのためのWHOの原則
　原則 1　倫理的行動
　原則 2　実施計画書
　原則 3　危険性の同定
　原則 4　利益と危険性の評価
　原則 5　独立倫理委員会/独立審査委員会による審査
　原則 6　実施計画書の遵守
　原則 7　インフォームドコンセント
　原則 8　継続審査/利益と危険性の継続評価
　原則 9　研究者の資格
　原則10　支援者の資格
　原則11　記録
　原則12　秘密性/私事
　原則13　製造管理および品質管理に関する基準
　原則14　品質管理システム
参考文献

(URL：http://www.who.int/medicines/areas/quality_safety/safety_efficacy/gcp1.pdf)

UNESCOの生物倫理学と人権の普遍的宣言とはどのような内容か

Universal Declaration on Bioethics and Human Rights

国際連合教育科学文化機関(UNESCO)から2005年10月に発表された。内容は以下のとおりである。

一般的条項	1条	範囲
	2条	目的
原則	3条	人の尊厳と人権
	4条	利益と被害
	5条	自立と各自の責任
	6条	同意
	7条	同意する能力がない人々
	8条	人の弱さと尊厳の尊重
	9条	私事と秘密性
	10条	平等,正義,公平
	11条	無差別と無烙印
	12条	文化的多様性と多元性の尊重
	13条	連帯と協力
	14条	社会的責任と健康
	15条	利益の共有
	16条	次世代の保護
	17条	環境,生物圏,生物多様性の保護
原則の応用	18条	生物倫理学的問題の意思決定と配慮
	19条	倫理委員会
	20条	危険性の評価と管理
	21条	多国間での実施
宣言の普及	22条	国の役目
	23条	生物倫理学の教育,訓練および情報
	24条	国際的協力,
	25条	UNESCOによる追跡調査
最後の条項	26条	原則の相互関係と相補性
	27条	原則の適用上の制限
	28条	人権,基本的自由,人間の尊厳に反する活動の否定

(URL:http://portal.unesco.org/en/ev.php-URL_ID=31058&URL_DO=DO_TOPIC&URL_SECTION=201.html)

UNESCO のヒトゲノムと人権に関する世界宣言とはどのような内容か
Universal Declaration on the Human Genome and Human Rights

　国際連合教育科学文化機関（UNESCO）が 1997 年に発表した宣言である。項目と要点は以下のとおりである。

A．人間の尊厳とヒトゲノム
　1条　ヒトゲノムは，尊厳や多様性の認識同様，人類の基本的な単一性の基礎となり，人類の遺産である。
　2条　だれでも，尊厳と人権を尊重される権利がある。
　3条　ヒトゲノムは突然変異しやすい。
　4条　自然の状態にあるヒトゲノムは，経済的利益を生じさせてはいけない。

B．関係者の権利
　5条　潜在的な危険性と利益の評価後に，国の法律に沿って研究等を行える。インフォームドコンセントを行うなど。
　6条　遺伝的特徴により差別を受けない。
　7条　特定しうる個人と関係する遺伝データは法律により秘密が保持されるべきである。
　8条　ゲノムに影響する介入の結果としての障害に補償を求める権利をもつ。
　9条　人権と基本的自由を守るために，同意と秘密保持の原則は法律によってのみ制限される。

C．ヒトゲノムに関する研究
　10条　特に生物学，遺伝学など，いかなるヒトゲノム研究も，人権や人間の尊厳にまさるものではない。
　11条　ヒトのクローンの作製等の人間の尊厳に反する行為は許されるべきではない。
　12条　ヒトゲノムに関して得られた生物学等の進歩による利益は，すべての人に利用されるべきである。

D．科学的活動の実行のための条件
　13条　ヒトゲノムに関する研究の枠組みでは，研究者が有する責任には特に配慮が必要である。
　14条　国は，本宣言の諸原則に基づき，ヒトゲノム研究に好ましい，適切な措置を行うべきである。

15条　国は，本宣言の諸原則に基づき，ヒトゲノム研究の自由な実施のための枠組みを提供すべきである。

16条　国は，倫理委員会設立を促進する価値を認識すべきである。

E．連携と国際協力

17条　国は，遺伝性疾患に罹りやすい個人，家族，集団の連携を促進すべきである。

18条　国は，ヒトゲノムに関する科学的知識の国際的な普及・促進に努力すべきである。

19条　発展途上国との国際協力の枠組みで，国は種々の事業を奨励するよう努力すべきである。

F．本宣言に述べられた原則の推進

20条　国は，研究と研修実施により本宣言の原則を推進するため，適切な策を採用すべきである。

21条　国は社会の認識を向上させるのに貢献する研究や研修を推奨するよう，適切な策を採用すべきである。

G．宣言の実行

22条　本宣言の原則の実施を推進すべきである。

23条　本宣言の原則を尊重するよう，教育，普及などを行うべきである。

24条　UNESCOの国際生命倫理委員会は，本宣言の原則の普及に貢献すべきである。

25条　本宣言のどの原則も，人権と基本的自由に反する行為の理由として解釈してはならない。

(URL：http://portal.unesco.org/en/ev.php-URL_ID=13177&URL_DO=DO_TOPIC&URL_SECTION=201.html)

国際調和を目指す日米欧三極指針の目的と種類は何か
Efficacy Guidelines/ICH Guidelines

各国の臨床試験の結果を相互に利用するには，同じ基準で臨床試験が行われる必要がある．そのため，欧州連合，アメリカ合衆国，日本の政府関連部局の代表，企業の代表が集まり，ヒトに用いる医薬品の登録のための技術的要件の協調に関する国際会議(International Conference on Harmonisation(ICH) of Technical Requirements for Registration of Pharmaceuticals for Human Use)が組織された．専門分野ごとに代表が出席して，討議が続けられた．有効性分野の指針のうち，本書で取り上げる指針の位置づけを示す．

臨床上の安全性
　E2A「臨床安全性データ管理：迅速報告のための定義と基準」
用量-反応研究
　E4「新医薬品の登録（承認）を支援する用量-反応情報」
民族的要因
　E5（R1）「外国臨床データを受け入れる際に考慮すべき民族的要因」
臨床研究の実施の基準
　E6（R1）「医薬品の臨床試験の実施の基準」
臨床試験
　E7「特殊な集団支援の研究：老人病学」
　E8「臨床試験の一般考慮事項」
　E9「臨床試験のための統計学的原則」
　E10「臨床試験における対照群の選択とそれに関連する諸問題」
　E11「小児集団における医薬品の臨床試験」

(URL：http://www.ich.org/products/guidelines/efficacy/article/efficacy-guidelines.html)
注：独立行政法人医薬品医療機器総合機構のサイトでは，異なった訳が公開されているが，本書では原文に忠実に訳した．

ICH E6「医薬品の臨床試験の実施の基準」の制定目的と内容は何か
Guideline for Good Clinical Practice

医薬品の臨床試験の実施の基準（Good Clinical Practice：GCP）は被験者が参加する治験を企画し，実施し，記録し，報告するための国際的な倫理的科学的基準であり，ICH 事務局から 1996 年に公表された。

この基準に従うと，被験者の権利，安全性，福利が保護されるという公的保証が得られる。それは，ヘルシンキ宣言に源を持ち，治験データが信用できるという原則と一貫性があるからである。

この ICH GCP ガイドラインの目的は，欧州連合，日本，アメリカ合衆国がそれぞれの管轄区内で規制当局による臨床データの相互受理を促進させることである。主要な内容を次に示す。

序文
1 用語解説
2 ICH GCP の原則
3 治験審査委員会/独立倫理委員会
   3.1 責務
   3.2 組織，機能，活動
   3.3 手順
   3.4 記録
4 主任研究者
   4.3 被験者に対する医療
   4.8 被験者のインフォームドコンセント
   4.11 安全性報告
5 治験依頼者
6 治験実施計画書とその改訂
7 治験薬概要書（研究者用仮綴本）
8 治験実施のための必須文書

(URL：http://www.ich.org/fileadmin/Public_Web_Site/ICH_Products/Guidelines/Efficacy/E6_R1/Step4/E6_R1__Guideline.pdf)
(URL：http://www.ema.europa.eu/pdfs/human/ich/013595en.pdf)
(URL：http://www.pmda.go.jp/ich/e/e6r1_97_3_27e.pdf)

ICH E8「臨床試験の一般考慮事項」とは何か
General Considerations for Clinical Trials

ICH E8 委員会で検討され，1997 年に参加国へ承認するよう推薦された。項目は，次のとおりである。
1. 本文書の目的
2. 一般的原則
   2.1 被験者の保護
   2.2 計画と解析での科学的方策
3. 開発の方法
   3.1 開発計画に関して考慮すべき点
      3.1.1 非臨床試験
      3.1.2 治験薬の品質
      3.1.3 臨床開発における相
      3.1.4 特別に考慮すべき点
   3.2 個々の臨床試験において考慮すべき点
      3.2.1 目的
      3.2.2 計画
      3.2.3 実施
      3.2.4 解析
      3.2.5 報告
   別表　関連する ICH 指針と論題

(URL：http://www.ich.org/fileadmin/Public_Web_Site/ICH_Products/Guidelines/Efficacy/E8/Step4/E8_Guideline.pdf)
(和訳 URL：http://www.pmda.go.jp/ich/e/e8_98_4_21.pdf)

ICH E9「臨床試験のための統計学的原則」とは何か
Statistical Principles for Clinical Trials

　ICH E9 班の検討を終えて，1998 年に参加国へ承認が求められた。項目は次のとおりである。
1. はじめに　1.1　背景と目的　1.2　適用範囲と方向性
2. 臨床開発全体を通して考慮すべきこと
　　2.1　試験の性格
　　2.2　試験で扱う範囲
　　2.3　偏りを回避するための計画上の技法
3. 試験計画上で考慮すべきこと
　　3.1　試験計画の構成
　　3.2　多施設共同試験
　　3.3　比較の型式
　　3.4　逐次群計画
　　3.5　必要な被験者数
　　3.6　データの獲得と処理
4. 試験実施上で考慮すべきこと
　　4.1　治験モニタリングと中間解析
　　4.2　選択基準と除外基準の変更
　　4.3　集積率
　　4.4　必要な被験者数の調整
　　4.5　中間解析と早期中止
　　4.6　独立データモニタリング委員会の役割
5. データ解析上で考慮すべきこと
　　5.1　解析の事前明記
　　5.2　解析対象集団
　　5.3　欠測値と外れ値
　　5.4　データ変換
　　5.5　推定，信頼区間及び仮説検定
　　5.6　有意水準と信頼水準の調整
　　5.7　部分集団，交互作用及び共変量
　　5.8　データの完全性の維持とコンピュータソフトウェアの妥当性
6. 安全性及び忍容性評価
7. 報告

(URL：http://www.ich.org/fileadmin/Public_Web_Site/ICH_Products/Guidelines/Efficacy/E9/Step4/E9_Guideline.pdf)
(和訳 URL：http://www.pmda.go.jp/ich/e/e9_98_11_30.pdf)

ICH E5「外国臨床データを受け入れる際に考慮すべき民族的要因」とは何か
Ethnic Factors in the Acceptability of Foreign Clinical Data

　世界各国の臨床試験が協調三極基準で実施されると，自国での新薬発売許可を申請する場合に，外国の臨床試験データを利用しやすい．だが，薬物動態や薬物感受性に人種差があるかどうか，民族的差の有無は調査する必要性がある．

　この文書は ICH E5（R1）班により検討され，1998 年に各参加国へ承認が求められた．構成は，以下のとおりである．

1. はじめに
    1.1 目的
    1.2 背景
    1.3 適用範囲
2. 外国臨床データを含む臨床データパッケージの新地域の規制要件への適合性に関する評価
    2.1 新地域の規制要件を満たすための追加臨床試験
3. 外国臨床データの新地域への外挿可能性の評価
    3.1 医薬品の民族的要因による影響の受けやすさ
    3.2 ブリッジングデータパッケージ
        3.2.1 ブリッジングデータパッケージとブリッジング試験の定義
        3.2.2 ブリッジング試験の性質と範囲
        3.2.3 有効性に関するブリッジング試験
        3.2.4 安全性に関するブリッジング試験
4. 世界的規模での開発戦略
5. 要約

用語集
補遺 A：内因性及び外因性民族的要因の分類
補遺 B：臨床データパッケージの受入れ可能性の評価
補遺 C：薬物動態，薬力学及び用量反応に関する考察
補遺 D：医薬品の民族的要因による影響の受けやすさ

(URL：http://www.ich.org/fileadmin/Public_Web_Site/ICH_Products/Guidelines/Efficacy/E5_R1/Step4/E5_R1__Guideline.pdf)
(URL：http://www.pmda.go.jp/ich/e/e5_98_8_11.pdf)

ICH E10「臨床試験における対照群の選択とそれに関連する諸問題」とは何か
Choice of Control Group and Related Issues in Clinical Trials

このガイドラインは，日米 EU 医薬品規制調和国際会議（International Conference on Harmonisation of Technical Requirements for Registration of Pharmaceuticals for Human Use：ICH）の専門家グループにより作成され，ICH E10 として 2000 年 7 月に公表された。
内容は以下のとおりである。

1. はじめに
   1.1 ガイドラインの構成の概略と目的
   1.2 対照群の目的
   1.3 対照の型式
   1.4 臨床試験の目的とそれに関連する諸問題
   1.5 分析感度
2. 各種の対照に対する詳細な検討
   2.1 プラセボ対照
      2.1.1 説明
      2.1.2 偏りを最小にする力
      2.1.3 倫理上の問題
      2.1.4 特定の状況でのプラセボ対照試験の有用性及び推測の妥当性
      2.1.5 倫理上，実施上又は推測上の問題を解決しうるデザイン上の修正及び他の対照との組合わせ
      2.1.6 プラセボ対照試験の長所
      2.1.7 プラセボ対照試験の短所
   2.2 無治療同時対象
   2.3 用量反応同時対象
   2.4 実薬対照
   2.5 外部対照（既存対照を含む）
3. 同時対照群の選択
   表1 種々の状況における各同時対照の有用性
   図1 有効性を証明するための同時対照の選択

(URL：http://www.ich.org/fileadmin/Public_Web_Site/ICH_Products/Guidelines/Efficacy/E10/Step4/E10_Guideline.pdf)
(URL：http://www.pmda.go.jp/ich/e/e10_01_2_27.pdf)

ICH E11「小児集団における医薬品の臨床試験」とは何か
Clinical Investigation of Medicinal Products in the Pediatric Population

　この指針は，日米 EU 医薬品規制調和国際会議（ICH）における三極の合意により制定された。この指針を参照することにより，小児用医薬品の臨床試験が適切に行われることを意図している。
　内容は，次のとおりである。
1. 緒言
　　1.1　ガイダンスの目的　　　1.2　背景
　　1.3　ガイダンスの適用範囲　1.4　一般原則
2. ガイダンス
　　2.1　小児用医薬品の開発計画開始時の問題点
　　2.2　小児用製剤　　　　　　2.3　臨床試験の開始時期
　　2.4　試験の型式
　　　2.4.1　薬物動態　　　　　2.4.2　有効性
　　　2.4.3　安全性　　　　　　2.4.4　市販後における情報
　　2.5　小児患者の年齢区分
　　　2.5.1　早産児　　　　　　2.5.2　正期産新生児（0 から 27 日）
　　　2.5.3　乳幼児（28 日から 23 ヶ月）
　　　2.5.4　児童（2 歳から 11 歳）
　　　2.5.5　青少年（12 歳から 16 又は 18 歳）
　　2.6　小児試験の倫理的問題
　　　2.6.1　治験審査委員会/独立倫理委員会（IRB/IEC）
　　　2.6.2　被験者の募集
　　　2.6.3　インフォームドコンセント及びインフォームドアセント
　　　2.6.4　危険の最少化　　　2.6.5　苦痛の最少化

(URL：http://www.ich.org/fileadmin/Public_Web_Site/ICH_Products/Guidelines/Efficacy/E11/Step4/E11_Guideline.pdf)
(URL：http://www.pmda.go.jp/ich/e/e11_00_12_15.pdf)

ICH E7「特殊な集団支援の研究：老人病学」とは何か
Studies in Support of Special Populations：Geriatrics

概要は次のとおりである。
1 目的の記述
　高齢者では病気が起きやすく，同時に薬物療法をしていて，薬物相互作用の危険性があるために，この集団での薬物使用には特別な考慮が必要。
2 一般的原則
　治験に参加する患者は，後にその薬物によって治療される集団の代表であるべき。
3 指針の範囲
　本指針は高齢者に有意に使用される新規分子に主に向けられ，指針は既存の医薬品の新規処方と組み合わせにも適用される。
4 集団の定義
　老人集団は本指針の目的のために便宜的に 65 歳以上の患者からなると定義するが，75 歳以上の年齢範囲の患者を求めることも重要。
5 臨床的経験
　老人患者は意味のある数で第Ⅲ相に含まれるべきであり，若年集団との薬物応答に比較を許すために老年集団が十分に参加すべきである。
6 薬物動態学的研究
　若年と高齢患者間の認識された重要な差の大部分は，排泄機能の故障と薬物間相互作用である。
6A 正式な薬物動態学的研究：正式な薬物動態研究は健康老齢者か，その薬物で治療されうる患者志願者でなされる。
6B 薬物動態学的篩い分け法：依頼者は主な第Ⅲ相治験と関連して薬物動態的篩い分けを選択する。
7 腎臓または肝臓を損ねた患者における薬物動態学
　腎排泄タイプの薬物の腎障害の影響の把握。
　肝代謝・排泄タイプ薬物の肝障害の影響の把握。
8 薬力学的用量反応研究
　年齢依存の薬力学差の研究例が少ないなかで，年齢差の研究が必要。
9 薬物間相互作用研究
　併用投与の可能性が大きいなかでの相互作用の研究の重要性。

(URL：http://www.ich.org/fileadmin/Public_Web_Site/ICH_Products/Guidelines/Efficacy/E7/Step4/E7_Guideline.pdf)
(和訳 URL：http://www.pmda.go.jp/ich/e/e7_93_12_2.pdf)

ICH E2A「臨床安全性データ管理：迅速報告のための定義と基準」とはどのような内容か
Clinical Safety Data Management：Definitions and Standards for Expedited Reporting

　この指針は，日米 EU 医薬品規制調和国際会議（ICH）における三極の合意に基づき，治験中に得られる安全性情報の具体的な取り扱いに関して示したものである。概要は次のとおりである。
1. はじめに
2. 安全性情報の報告に関連する用語と定義
　　1）基本用語
　　　（1）有害事象（Adverse Event（or Experience））
　　　（2）副作用（Adverse Drug Reaction）
　　　（3）予測できない副作用（Unexpected Adverse Drug Reaction）
　　2）重篤な有害事象または副作用
　　3）副作用の予測可能性
3. 緊急報告のための基準
　　1）報告すべきもの
　　　（1）重篤で予測できない副作用
　　　（2）その他
　　2）報告期限
　　　（1）死亡または生命を脅かす予測できない副作用
　　　（2）その他の重篤で予測できない副作用
　　　（3）報告に必要な最低限の情報
　　3）報告方法
　　4）ブラインド治療症例の取り扱い
　　5）その他の問題
　　　（1）比較実対照薬またはプラセボに関連した副作用
　　　（2）複数の剤形または用法・用量のある医薬品
　　　（3）試験終了後の事象
　　6）治験担当医師と治験審査委員会に対する安全性に関する新たな情報の報告
　別添重篤な副作用の緊急報告に含まれるべき必須情報
　　1　患者の詳細　　2　被疑薬　　3　他の治療　　4　副作用の詳細
　　5　報告者の詳細
　　6　治験依頼者または企業の詳細，及びその他の連絡事項

（URL：http://www.ich.org/fileadmin/Public_Web_Site/ICH_Products/Guidelines/Efficacy/E2A/Step4/E2A_Guideline.pdf）
（URL：http://www.pmda.go.jp/ich/e/e2a_95_3_20.pdf）

ICH E4「新医薬品の登録（承認）を支援する用量-反応情報」とは何か
Dose-Response Information to Support Drug Registration

　この指針は，新医薬品の承認に必要な用量-反応関係の検討について，日米EU医薬品規制調和国際会議（ICH）における三極の合意に基づき，その標準的方法を示している。概要は次のとおりである。
1. はじめに
　　1）用量-反応情報の検討の目的
　　2）用量選択における用量-反応情報の利用
　　3）血中濃度-反応情報の利用
　　4）漸増法の問題点
　　5）用量-反応関係と時間との相互作用
2. 用量-反応情報の収集，
　　1）用量-反応関係の評価
　　2）致死的な疾患における試験
　　3）用量-反応関係のデータが不完全であった場合の行政上の考慮
　　4）用量-反応情報のためのデータベース全体の吟味
3. 用量-反応を評価するための試験計画
　　1）総論
　　2）個々の試験計画
　　　　用量-反応関係を評価するためには，種々の試験企画を用いることができる。
　　1　並行群間比較用量-反応試験
　　2　クロスオーバー用量-反応試験
　　3　強制的漸増試験
　　4　任意漸増試験（プラセボ対照をおきエンドポイントまで用量を漸増する試験）
4. まとめ

(URL：http://www.ich.org/fileadmin/Public_Web_Site/ICH_Products/Guidelines/Efficacy/E4/Step4/E4_Guideline.pdf)
(URL：http://www.pmda.go.jp/ich/e/e4_94_7_25.htm)

6 倫理審査で参考にすべき倫理基準・規則等②
（国内資料）

◆国内法
臨床試験審査委員会での判断には国内資料では何を参考にすべきか
薬事法中の治験関連箇所はどこか
医薬品の臨床試験の実施の基準（GCP省令）とはどのような内容か
医薬品の臨床試験の実施の基準はどのように運用されるか
医療機器の臨床試験の実施の基準に関する省令はどのように異なるか
医薬品の製造販売後の調査及び試験の実施の基準に関する省令とはどのような内容か
医薬品，医薬部外品，化粧品及び医療機器の製造販売後安全管理の基準に関する省令とはどのような内容か

◆国内指針
厚生労働省の臨床研究に関する倫理指針の目的は何か
文部科学省と厚生労働省の疫学研究に関する倫理指針はどのような内容か
3省ヒトゲノム・遺伝子解析研究に関する倫理指針の目的は何か
文部科学省と厚生労働省の遺伝子治療臨床研究に関する指針とはどのような内容か
「手術等で摘出されたヒト組織を用いた研究開発の在り方について」とはどのような内容か
厚生労働省「ヒト幹細胞を用いる臨床研究に関する指針」とはどのような内容か
文部科学省の「ヒトES細胞の樹立及び分配に関する指針」とはどのような内容か
文部科学省の「ヒトに関するクローン技術等の規制に関する法律」とはどのような内容か
文部科学省の「特定胚の取扱いに関する指針」とはどのような内容か

◆個人情報保護
刑法第13章134条には臨床研究に関わるどのような規定があるか
個人情報の保護に関する法律とはどのような内容か
医療・介護関係事業者における個人情報の適切な取扱いのためのガイドラインとはどのような内容か
「医学研究等における個人情報の取扱いの在り方等について」とはどのような内容か

臨床試験審査委員会での判断には国内資料では何を参考にすべきか

国内の規則としては，厚生労働省から出た次の2つがある。
　「医薬品の臨床試験の実施の基準に関する省令」
　「医療機器の臨床試験の実施の基準に関する省令」
国内の倫理指針としては，次のものなどがある。
　「臨床研究に関する倫理指針」
　「疫学研究に関する倫理指針」
　「ヒトゲノム・遺伝子解析研究に関する倫理指針」
　「遺伝子治療臨床研究に関する指針」
　「ヒト幹細胞を用いる臨床研究に関する指針」

薬事法中の治験関連箇所はどこか

薬事法は，昭和35年（1960年）8月に公布され，平成2年（1990年）から18年（2006年）にかけ25回改正されて，現在に至っている。

平成元年（1989年）に公布された医薬品の臨床試験の実施の基準はこの厚生労働省令の下位に存在するので，本省令の位置付けを知る必要がある。

全体は11章で構成され，4章と8章は2部分，9章は3部分からなる。第14条に製造販売の承認が規定されているが，治験は医薬品候補の製造承認を得るために有効性と安全性の臨床資料を得るために実施される。概略は次のとおりである。

第1章は「総則」で，第1条にその目的が述べられている。

第4章は「医薬品等の製造販売業及び製造業」で，第14条では医薬品等の製造販売の承認，第3項に申請書に臨床試験の試験成績に関する資料を添付する件が記載されている。

第10章は「雑則」であり，第80条2は治験の取扱を規定している。項を紹介しておく。

1項　治験依頼
2項　治験届け
3項　治験届け後の厚生労働省における調査期間
4項　厚生労働省令で定める基準による治験
5項　厚生労働省令で定める基準に従った治験管理
6項　治験薬によると疑われる副作用，疾病，障害，死亡，感染など有効性と安全性に関する情報を厚生労働省へ報告する義務
7項　厚生省令に定めた基準に従って治験が成されているか知る必要があると認めた場合には，報告を求めるか，現場に立ち入りして調査する。
8項　7項での立ち入り検査の権限は薬事法第69条立ち入り検査の5項, 6項を準用する。
9項　治験の対象とされる薬物又は医療器具の使用による危害の発生又は拡大を防止するために必要があると認めるときは，治験の中止又はその変更その他必要な指示を行なう
10項　治験に係った者は正当な理由なく，治験に関しその職務上知り得た人の秘密を漏らしてはならない。

（URL：http://www.houko.com/00/01/S35/145.HTM）

医薬品の臨床試験の実施の基準（GCP省令）とはどのような内容か

医薬品の臨床試験の実施の基準として，平成元年（1989年）に薬務局長通知による行政指導として公布された最初のGCPは，GCP省令（新GCP）公布後は旧GCPと呼ばれている。

ICH合意に基づき，平成9年（1997年）公布のGCP厚生省令と平成15年，16年，18年，20年，21年一部改正GCP省令は，旧GCPと異なることを示すために新GCPとも呼ばれる。

平成9年3月13日に中央薬事審議会が答申したGCPは，答申GCPと呼ばれて区別される。

2011年6月現在のGCP省令の改正状況を示す。
- 厚生省令第28号（平成9年3月27日付）
  医薬品の臨床試験の実施の基準に関する省令
- 厚生労働省令第106号（平成15年6月12日付）
  医薬品の臨床試験の実施の基準に関する省令の一部を改正する省令
- 厚生労働省令第172号（平成16年12月21日付）
  医薬品の臨床試験の実施の基準に関する省令の一部を改正する省令
- 厚生労働省令第72号（平成18年3月31日付）
  医薬品の臨床試験の実施の基準に関する省令の一部を改正する省令
- 厚生労働省令第24号（平成20年2月29日付）
  医薬品の臨床試験の実施の基準に関する省令の一部を改正する省令
- 厚生労働省令第68号（平成21年3月31日付）
  医薬品の臨床試験の実施の基準に関する省令の一部を改正する省令

第一章　総則
第二章　治験の準備に関する基準
　第一節　治験の依頼をしようとする者による治験の準備に関する基準
　第二節　自ら治験を実施しようとする者による治験準備に関する基準
第三章　治験の管理に関する基準
　第一節　治験の依頼者による治験の管理に関する基準
　第二節　自ら治験を実施する者による治験の管理に関する基準
第四章　治験を行う基準
　第一節　治験審査委員会　　第二節　実施医療機関
　第三節　治験責任医師　　　第四節　被験者の同意
第五章　再審査等の資料の基準　　第六章　治験の依頼等の基準

(URL：http://law.e-gov.go.jp/htmldata/H09/H09F03601000028.html)

医薬品の臨床試験の実施の基準はどのように運用されるか

　平成20年（2008年）2月29日に公布された「医薬品の臨床試験の実施の基準に関する省令の一部を改正する省令」（平成20年厚生労働省令第24号）により改正された医薬品の臨床試験の実施の基準に関する省令（以下「GCP省令」という）が施行されたことに伴い，GCP省令の運用を別に定めて，10月1日付けで各都道府県衛生主管部（局）長，日本製薬団体連合会会長，日本製薬工業協会会長，社団法人日本医師会会長，社団法人日本歯科医師会会長，社団法人日本病院薬剤師会会長，文部科学省高等教育局医学教育課長，社団法人全日本病院協会会長，社団法人日本医療法人協会会長，社団法人日本精神科病院協会会長，社団法人日本病院会会長，日本赤十字社社長，独立行政法人国立病院機構理事長，独立行政法人医薬品医療機器総合機構理事長，医政局，国立病院課長等あて厚生労働省医薬食品局審査管理課長通知（薬食審査発1001001）として送り，管内関係業者，医療機関，当該医療機関における医薬品の臨床試験に携わる者等に対し周知するよう依頼した。

　文面では，GCP省令の各条文が示された後に，運用が記される形式になっている。

　特に第51条の説明文書については，GCP省令中の説明事項の番号が運用中の説明事項の番号と一致しないし，説明事項の数が一致しないため，混乱が招かれる可能性もある。

（URL：http://www.jsga.com/download/data/081225_1_1001001_pdf.pdf）

医療機器の臨床試験の実施の基準に関する省令はどのように異なるか

　平成17年3月23日厚生労働省令第36号　医療機器の臨床試験の実施の基準は医薬品の場合と共通点が多いが，以下に相違点をあげる。

(趣旨)第一条

(定義)第二条　5　被験機器　6　対照機器　7　治験機器　14　治験協力者に臨床工学技士も含まれうる

(承認審査資料の基準) 第三条，(業務手順書等) 第四条

(安全性試験等の実施) 第五条，(医療機関等の選定) 第六条

(治験実施計画書) 第七条　治験の依頼をしようとする者は，次に掲げる事項を記載した治験実施計画書を作成しなければならない。　6　被験機器の概要

(治験機器概要書)　第八条

　一　被験機器の原材料名又は識別記号

　二　被験機器の構造及び原理に関する事項

　三　品質，安全性，性能その他の被験機器に関する事項

(説明文書作成依頼)　第九条，(治験機器の事前交付の禁止)　第十一条

(治験の契約)　第十三条　九　治験機器の管理に関する事項

(治験機器の管理) 第二十四条　治験機器又はその容器若しくは被包に記載

　三　原材料名又は識別記号

　四　製造番号又は製造記号

(不具合情報等) 第二十八条

(実施医療機関の要件) 第五十四条　実施医療機関は，要件を満たしていなければならない。

　一　十分な臨床観察及び試験検査を行う設備及び人員

(治験機器の管理) 第五十八条　治験機器管理者

(治験責任医師の要件) 第六十二条　治験機器に精通

(被験者に対する責務) 第六十五条　治験責任医師等は，治験機器の適正な使用方法を被験者に説明し，かつ必要に応じ被験者が治験機器を適正に使用しているか確認

(治験中の不具合等報告)第六十八条　治験責任医師は治験実施状況の概要を適宜実施医療機関長に文書で報告

(URL：http://law.e-gov.go.jp/htmldata/H17/H17F19001000036.html)

医薬品の製造販売後の調査及び試験の実施の基準に関する省令とはどのような内容か

　第一条の趣旨では，この省令は薬事法第十四条の四第四項並びに第十四条に規定する厚生労働大臣の定める基準のうち製造販売後の調査及び試験に係るもの及び医薬品の製造販売業者又は外国特例承認取得者が薬事法施行規則第四十二条第一項第二号に規定する医療用医薬品について行う製造販売後の調査及び試験の業務に関して遵守すべき事項を定めるために公布されている。

　第二条では，「製造販売後調査等」，「使用成績調査」，「特定使用成績調査」，「製造販売後臨床試験」が定義され，

　第三条の製造販売後調査等業務手順書では，製造販売業者等が製造販売後調査等を適正かつ円滑に実施するため，作成すべき，手順を記載した製造販売後調査等業務手順書

　第四条の製造販売後調査等管理責任者では，製造販売業者等は，製造販売後調査等に係る業務を統括する者を置かなければならないこと。

　第五条の製造販売後調査等では　製造販売業者等は，製造販売後調査等業務手順書に基づき，製造販売後調査等の実施の業務を製造販売後調査等管理責任者に行わせなければならないこと。

　第六条の使用成績調査では，製造販売業者等は，使用成績調査を実施する場合には，製造販売後調査等業務手順書及び製造販売後調査等基本計画書等に基づき，製造販売後調査等管理責任者又は製造販売業者等が指定する者にこれを行わせなければならないこと。

　第七条の製造販売後臨床試験では，製造販売業者等は，製造販売後臨床試験を実施する場合には，製造販売後調査等業務手順書及び製造販売後調査等基本計画書等に基づき，製造販売後調査等管理責任者又は製造販売業者等が指定する者にこれを行わせなければならないこと。

　第八条の自己点検では，製造販売業者等は，製造販売後調査等業務手順書に基づき，業務を製造販売後調査等管理責任者又は製造販売業者等が指定する者に行わせなければならないこと。

　第九条では製造販売後調査等業務に従事する者に対する教育訓練
　第十条では製造販売後調査等業務の委託
　第十一条では製造販売後調査等業務に係る記録の保存
　第十二条では製造販売後調査等に係る再審査等資料の基準提示

（URL：http://law.e-gov.go.jp/htmldata/H16/H16F19001000171.html）

医薬品，医薬部外品，化粧品及び医療機器の製造販売後安全管理の基準に関する省令とはどのような内容か

平成16年9月22日に厚生労働省令第135号として公布された省令
第一章　総則
(趣旨) 第一条　この省令は，薬事法第十二条の二第二号に規定する製造販売後安全管理に係る厚生労働省令で定める基準を定める
(定義) 第二条
1. 安全管理情報, 2. 安全確保業務
3. 市販直後調査とは，安全確保業務のうち，医薬品の製造販売業者が販売を開始した後の六箇月間，診療において，医薬品の適正な使用を促し，薬事法施行規則第二百五十三条第一項第一号，第二号に掲げる症例等の発生を迅速に把握するために行うものであって，法第七十九条第一項の規定により法第十四条第一項の規定による承認に条件として付されるもの
4. 医薬情報担当者, 5. 医療機器情報担当者
6. 第一種製造販売業者とは，法第四十九条第一項に規定する厚生労働大臣の指定する医薬品(以下「処方せん医薬品」という。)又は高度管理医療機器の製造販売業者をいう。
7. 第二種製造販売業者とは，処方せん医薬品以外の医薬品又は管理医療機器の製造販売業者
8. 第三種製造販売業者とは，医薬部外品，化粧品又は一般医療機器の製造販売業者

第二章　第一種製造販売業者の製造販売後安全管理の基準
(総括製造販売責任者の業務) 第三条
(安全確保業務に係る組織及び職員) 第四条
(製造販売後安全管理業務手順書等) 第五条
(安全管理責任者の業務) 第六条, (安全管理情報の収集) 第七条
(安全管理情報の検討及びその結果に基づく安全確保措置立案) 第八条
(安全確保措置の実施) 第九条, (市販直後調査) 第十条
(自己点検) 第十一条, (製造販売後安全管理に関する業務に従事する者に対する教育訓練) 第十二条。
第三章　第二種製造販売業者の製造販売後安全管理の基準
第四章　第三種製造販売業者の製造販売後安全管理の基準

(URL：http://law.e-gov.go.jp/htmldata/H16/H16F19001000135.html)

厚生労働省の臨床研究に関する倫理指針の目的は何か

　日本における臨床研究倫理のガイドラインを徹底する目的で，平成15年7月に厚生労働省医政局から厚生労働省告示第255号として臨床研究に関する倫理指針が公表され，翌年平成16年12月に医政発 第128001号として全部改正されて厚生労働省告示459号として公表され，さらに平成20年7月31日に全部改正され医政発0731001として公表された。

　この倫理指針は，医学系研究の推進を図る上での臨床研究の重要性を踏まえつつ，人間の尊厳，人権の尊重その他の倫理的観点及び科学的観点から臨床研究に携わるすべての関係者が遵守すべき事項を定めることにより，社会の理解と協力を得て，臨床研究の適正な推進が図られることを目的とする。

　次のような内容である。

前文
第1　基本的考え方
　1　目的
　2　適用範囲
　3　用語の定義
第2　研究者等の責務等
　1　研究者等の責務等
　2　研究責任者の責務等
　3　臨床研究機関の長の責務等
　4　組織の代表者等の責務等
第3　倫理審査委員会
第4　インフォームドコンセント（説明を受けての同意）
　1　被験者から説明を受けての同意を受ける手続
　2　代諾者等から説明を受けての同意を受ける手続
第5　資料等の保存及び他の機関等の資料等の利用
　1　資料等の保存等
　2　他の機関等の資料等の利用
第6　細則
第7　見直し
第8　施行期日

（URL：http://www.mhlw.go.jp/general/seido/kousei/i-kenkyu/rinsyo/dl/shishin.pdf）
（倫理指針質疑応答集は倫理指針Q＆Aとして研究開発振興課から公開 URL：http://www.mhlw.go.jp/general/seido/kousei/i-kenkyu/rinsyo/dl/gigisyoukai.pdf）

文部科学省と厚生労働省の疫学研究に関する倫理指針はどのような内容か

　疫学研究は疾病の罹患をはじめ健康に関する事象の頻度や分布を調査し，その要因を明らかにする観察研究である．

　疫学研究に関する倫理指針は文部科学省と厚生労働省により平成 14 年 6 月に告示され，平成 16 年に全部改正，平成 17 年に一部改正，さらに平成 19 年 8 月に全部改正された．

　疫学研究に関する倫理指針の構成は，次のとおりである．

前文
第 1　基本的考え方
　1　目的
　2　適用範囲
　3　研究者が遵守すべき基本原則
　4　研究機関の長の責務
第 2　倫理審査委員会等
　1　倫理審査委員会
　2　疫学研究に係わる報告等
第 3　説明を受けての同意（インフォームド・コンセント）等
　1　研究対象者から説明を受けての同意を受ける手続等
　2　代諾者等から説明を受けての同意を受ける手続
第 4　個人情報の保護等
　1　個人情報の保護に関する措置
　2　資料の保存等
　3　他の機関等の資料の利用
　4　研究結果を公表するときの措置
第 5　用語の定義，疫学研究など 18 用語
第 6　細則
第 7　見直し
第 8　施行期日
が記されている．

（URL：http://www.mhlw.go.jp/general/seido/kousei/i-kenkyu/ekigaku/0504sisin.html）
（疫学研究に関する倫理指針関係 Q & A URL：http://www.lifescience.mext.go.jp/files/pdf/48_178.pdf）

3 省ヒトゲノム・遺伝子解析研究に関する倫理指針の目的は何か

　本指針は，国際連合教育科学文化機関（ユネスコ）の「ヒトゲノムと人権に関する普遍宣言」等を踏まえて策定された「ヒトゲノム研究に関する基本原則」（平成12年6月科学技術会議生命倫理委員会取りまとめ）に示された原則に基づき，また，「遺伝子解析研究に付随する倫理問題等に対応するための指針」（平成12年4月厚生科学審議会先端医療技術評価部会取りまとめ），ユネスコの「ヒト遺伝情報に関する国際宣言」，個人情報の保護に関する法律（平成15年法律第57号）等を踏まえ，ヒトゲノム・遺伝子解析研究一般に適用されるべき倫理指針として，文部科学省，厚生労働省及び経済産業省共同で作成し，社会に提示された。

　ヒトゲノム・遺伝子解析研究に関わるすべての関係者においてこの指針を遵守することが求められる。

　平成13年3月に3省により公示され，平成16年12月に全面改正され，平成17年6月と平成20年12月に一部改正された。

　項目はは次のとおりである。

第1．基本的考え方　　1　基本方針，2　適用範囲，3　保護すべき個人情報，4　海外との共同研究，

第2．研究者等の責務　5　すべての研究者等の基本的な責務，
　　　　　　　　　　6　研究を行う機関の長の責務，
　　　　　　　　　　7　研究責任者の責務，
　　　　　　　　　　8　個人情報管理者の責務，
　　　　　　　　　　9　倫理審査委員会の責務及び構成

第3．提供者に対する基本姿勢　10　説明を受けての同意
　　　　　　　　　　　　　　11　遺伝情報の開示，
　　　　　　　　　　　　　　12　遺伝カウンセリング

第4．試料等の取扱い　　13　研究実施前提供試料等の利用，
　　　　　　　　　　　14　試料等の保存及び廃棄の方法

第5．見直し　　　　　15　見直し
第6．用語の定義　　　16　用語の定義
第7．細則　　　　　　17　細則
第8．施行期日　　　　18　施行期日

が記されている。

(URL：http://www.mhlw.go.jp/general/seido/kousei/i-kenkyu/genome/0504sisin.html)

文部科学省と厚生労働省の遺伝子治療臨床研究に関する指針とはどのような内容か

　文部科学省と厚生労働省から平成14年3月に告示され，平成16年12月に全部改正後，平成20年12月に一部改正された．文部科学省告示厚生労働省告示第2号
　構成は次のとおりである．
第1　総則
　　1　目的　2　定義　3　対象疾患等　4　有効性及び安全性
　　5　品質等の確認，6　生殖細胞等の遺伝的改変の禁止，
　　7　適切な説明に基づく被験者の同意の確保
　　8　公衆衛生上の安全の確保
第2　被験者の人権保護
　　1　被験者の選定　2　被験者の同意
　　3　被験者に対する説明事項
第3　研究及び審査の体制
　　1　研究者　2　総括責任者　3　実施施設　4　実施施設の長
　　5　審査委員会
第4　研究実施の手続き
　　1．研究開始の手続き　2．研究中の手続き
　　3．研究の終了の手続き
第5　厚生労働大臣の意見等
　　1．厚生労働大臣の意見
　　2．重大な事態等に係わる厚生労働大臣の意見
　　3．厚生労働大臣の調査等　4．文部科学大臣への連絡
第6　個人情報の保護に関する措置
　　1　研究を行う機関の長の最終的な責務　2　利用目的の特定
　　3　利用目的による制限　4　適正な取得
　　5　取得に際しての利用目的の通知等　6　内容の正確性確保
　　7　安全管理措置　8　委託者等の監督　9　第三者提供の制限
　　10　保有する個人情報に関する事項の公表等　11　個人情報の開示
　　12　訂正等　13　利用停止等　14　理由の説明
　　15　開示等の求めに応じる手続　16　手数料　17　苦情への対応
第7　雑則
　　1．記録の保存　2．秘密の保護　3．情報の公開　4．啓発普及
　　5．適用除外　6．雑則　7．施行期日等

（URL：http://www.mhlw.go.jp/general/seido/kousei/i-kenkyu/idenshi/0504sisin.html）

「手術等で摘出されたヒト組織を用いた研究開発の在り方について」とはどのような内容か

　厚生科学審議会から平成10年12月に答申された。当面は「医薬品の研究開発を中心に」検討される

　ヒトの組織を直接用いた研究開発への期待は，1．背景のなかで，次のように述べられている。

　人体に対する薬物の作用や代謝機序の正確な把握が可能となることから，無用な臨床試験や動物実験の排除，被験者の保護に十分配慮した臨床試験の実施が期待できるとともに，薬物相互作用の予測も可能となる。また，新薬開発を効率化するだけでなく，直接的にヒトの病変部位を用いることによって，疾病メカニズムの解明や治療方法の開発等に大きく貢献できるものと期待される。

　項目は次のとおりである。
1．背景
2．厚生科学審議会での検討経緯
3．ヒト組織を用いた医薬品の研究開発の現状
4．医薬品の研究開発におけるヒト組織利用の必要性
5．ヒト組織の提供について
6．ヒト組織を研究開発に利用するために必要とされる要件
　(1) 組織を摘出する際の説明と同意
　(2) ヒト組織を用いた研究開発の事前審査・事後評価について
　(3) ヒト組織を用いた研究開発の経費負担の在り方について
　(4) ヒト組織に関する情報の保護及び公開
7．その他検討すべき事項

(URL：http://www1.mhlw.go.jp/shingi/s9812/s1216-2_10.html)

厚生労働省「ヒト幹細胞を用いる臨床研究に関する指針」とはどのような内容か

平成18年7月（厚生労働省告示第425号）に最初の指針が出され，平成22年11月（厚生労働省告示380号）に全部改正された。項目は次のようになっている。

第1章　総則
　第1　目的，第2　用語の定義，第3　適用範囲，第4　対象疾患等，
　第5　対象となるヒト幹細胞等，第6　基本原則
　　1　倫理性の確保，2　有効性及び安全性の確保，3　品質等の確認，
　　4　ICの確保，5　公衆衛生上の安全の配慮，6　情報の公開，
　　7　個人情報の保護
第2章　研究の体制等
　第1　研究の体制
　　1　すべての研究者等の基本的な責務，2　研究者の責務，
　　3　研究責任者の責務，4　総括責任者の責務，
　　5　研究機関の長の責務等，6　組織の代表者等の責務等，
　　7　研究機関の基準，8　倫理審査委員会
　第2　厚生労働大臣の意見等
　　1　厚生労働大臣の意見，2　重大な事態に係る厚生労働大臣の意見，
　　3　厚生労働大臣の調査，
第3章　ヒト幹細胞又はヒト分化細胞の採取
　第1　提供者の人権保護
　　1　提供者の選定，2　IC，
　　3　提供者又は代諾者となるべき者に対する説明事項，
　　4　代諾者からのIC，
　　5　手術等で摘出されたヒト幹細胞又はヒト分化細胞を利用する場合，
　　6　提供者が死亡している場合，7　提供者に移植又は投与を行う場合
　第2　採取段階における安全対策等
第4章　ヒト幹細胞の調製段階における安全対策等
　第1　調製段階での安全対策等，第2　調製段階での管理体制等
第5章　ヒト幹細胞の移植又は投与
　第1　被験者の人権保護，第2　移植又は投与段階における安全対策等
第6章　雑則

(URL：http://www.mhlw.go.jp/bunya/kenkou/iryousaisei06/pdf/03.pdf)

文部科学省の「ヒトES細胞の樹立及び分配に関する指針」とはどのような内容か

　それまでのヒトES細胞の樹立及び使用に関する指針が樹立と分配の部分と使用の部分へ分けられ，樹立と分配の部分は2009年8月に文部科学省告示156号として示され，2010年5月に告示86号により改正された。そのため，ヒトES細胞の使用に関する指針が別に存在する。

　指針作成の趣旨：ヒトES細胞の樹立及び使用は，医学及び生物学の発展に大きく貢献する可能性がある一方で，人の生命の萌芽であるヒト胚を使用すること，ヒトES細胞がヒト胚を滅失させて樹立されたものであること，また，すべての細胞に分化する可能性があること等の生命倫理上の問題を有することにかんがみ，慎重な配慮が必要とされる。

　樹立と分配に関する指針の内容は以下に示される。

第1章 総則（第1条～第4条）

第2章 ヒトES細胞の樹立等（第5条～第20条）
　第1節 樹立の要件等（第5条～第7条）
　第2節 樹立等の体制（第8条～第12条）
　第3節 樹立の手続（第13条～第20条）

第3章 ヒトES細胞の樹立に必要なヒト受精胚等の提供（第21～38条）
　第1節 第一種樹立に必要なヒト受精胚の提供（第21条～第26条）
　第2節 第二種樹立に必要な未受精卵等の提供（第27条～第32条）
　第3節 第二種樹立に必要なヒトの体細胞の提供（第33条～第38条）

第4章 ヒトES細胞の分配（第39条～第53条）
　第1節 分配の要件（第39条～第41条）
　第2節 分配機関（第42条～第51条）
　第3節 海外使用機関に対する分配（第52条・第53条）
　第5章 雑則（第54条・第55条）
附則

(URL: http://www.lifescience.mext.go.jp/files/pdf/n592_J01.pdf)

文部科学省の「ヒトに関するクローン技術等の規制に関する法律」とはどのような内容か

2000年に「ヒトに関するクローン技術等の規制に関する法律」(平成12年法律第146号)は公布された。特定胚が定義され，規定に違反した者には罰則が定められた。

第1条には，次のように目的が述べられている。

この法律は，ヒト又は動物の胚又は生殖細胞を操作する技術のうちクローン技術ほか一定の技術(以下「クローン技術等」という。)が，その用いられ方のいかんによっては特定の人と同一の遺伝子構造を有する人(以下「クローン個体」という。)若しくは人と動物のいずれであるかが明らかでない個体(以下「交雑個体」という。)を作り出し，又はこれらに類する個体の人為による生成をももたらすおそれがあり，これにより人の尊厳の保持，人の生命及び身体の安全の確保並びに社会秩序の維持(以下「人の尊厳の保持等」という。)に重大な影響を与える可能性があることにかんがみ，クローン技術等のうちクローン技術又は特定融合・集合技術により作成される胚を人又は動物の胎内に移植することを禁止するとともに，クローン技術等による胚の作成，譲渡及び輸入を規制し，その他当該胚の適正な取扱を確保するための措置を講ずることにより，人クローン個体及び交雑個体の生成の防止並びにこれらに類する個体の人為による生成の規制を図り，もって社会及び国民生活と調和の取れた科学技術の発展を期することを目的とする。

次のように構成されている。
(目的) 第1条
(定義) 第2条
(禁止行為) 第3条
(指針) 第4条
(遵守義務) 第5条
(特定胚の作成，譲渡又は輸出の届出) 第6条
(計画変更命令等) 第7条
(実施の制限) 第8条
(偶然の事由による特定胚の生成の届出) 第9条
(記録) 第10条
(特定胚の譲渡等の届出) 第11条
(特定胚の取扱いに対する措置命令) 第12条
(個人情報の保護) 第13条
(報告徴収) 第14条
(立入検査) 第15条
(罰則) 第16条，第17条，第18条，第19条，第20条

附則(施行期日)，(検討)，(経過措置)この法律の第6条，第9条，第10条及び第11条の規定に基づいて，同法律を実施するため，ヒトに関するクローン技術等の規制に関する法律施行規則(平成13年文部科学省令第82号)が定められ，平成21年に改正されている(文部科学省令第25号)。

また，解説資料が，文部科学省研究振興局生命倫理・安全対策室から公開されている。

(URL：http://www.lifescience.mext.go.jp/files/pdf/1_4.pdf)

文部科学省の「特定胚の取扱いに関する指針」とはどのような内容か

　ヒトに関するクローン技術等の規制に関する法律（平成12年法律第146号）第4条第1項の規定に基づき，特定胚の取扱いに関する指針が2001年12月に定められたが，2009年5月に全部改正された。
　改正後の構成は次のとおりである。
第1章　総則（第1〜8条）
　（定義）第1条
　（作成できる胚の種類の限定）第2条
　（ヒトの細胞の無償提供）第3条
　（特定胚の輸入）第4条
　（特定胚の取扱期間）第5条
　（特定胚の輸出）第6条
　（特定胚の胎内移植の禁止）第7条
　（情報の公開）第8条
第2章　人クローン胚の取扱い
　　第1節　人クローン胚の作成の要件に関する事項（第9〜11条）
　　第2節　人クローン胚の譲受その他の取扱いの要件に関する事項（第12〜13条）
　　第3節　人クローン胚の取扱いに関して配慮すべき手続に関する事項（第14条）
第3章　動物性集合胚の取扱い
　　第1節　動物性集合胚の作成の要件に関する事項（第15〜16条）
　　第2節　動物性集合胚の譲受その他の取扱いの要件に関する事項（第17条）
　　第3節　動物性集合胚の取扱いに関して配慮すべき手続に関する事項（第18条）
附則

（URL：http://www.lifescience.mext.go.jp/files/pdf/30_226.pdf）

刑法第 13 章 134 条には臨床研究に関わるどのような規定があるか

　刑法は明治 40 年 4 月 24 日に法律第 45 号として公布された法律で，平成 22 年 4 月 27 日に法律 26 号として最終改正がなされている。
　第 1 編は総則で全 13 章，全 72 条からなり，第 2 編の罪は全 40 章，全 264 条からなる。その第 2 編の第 13 章が秘密を侵す罪に関する部分で，第 133 条に信書開封が，第 134 条に秘密漏示が規定されている。
　第 13 章 秘密を侵す罪
（信書開封）
第 133 条　正当な理由がないのに，封をしてある信書を開けた者は，一年以下の懲役又は二十万円以下の罰金に処する。
（秘密漏示）
第 134 条　医師，薬剤師，医薬品販売業者，助産師，弁護士，弁護人，公証人又はこれらの職にあった者が，正当な理由がないのに，その業務上取り扱ったことについて知り得た人の秘密を漏らしたときは，六月以下の懲役又は十万円以下の罰金に処する。
　2　宗教，祈祷若しくは祭祀の職にある者又はこれらの職にあった者が，正当な理由がないのに，その業務上取り扱ったことについて知り得た人の秘密を漏らしたときも，前項と同様とする。
（親告罪）
第 135 条　この章の罪は，告訴がなければ公訴を提起することができない。

(URL：http://law.e-gov.go.jp/htmldata/M40/M40HO045.html)

個人情報の保護に関する法律とはどのような内容か

　2003年5月に個人情報の保護に関する法律（平成15年5月30日法律第57号）は首相官房から公示され，同年7月16日に最終改正が行われている（平成15年7月16日法律第119号）
　第1章の総則の第1条には，次のような目的が記されている。
　この法律は，高度情報通信社会の進展に伴い個人情報の利用が著しく拡大していることにかんがみ，個人情報の適正な取扱いに関し，基本理念及び政府による基本方針の作成その他の個人情報の保護に関する施策の基本となる事項を定め，国及び地方公共団体の責務等を明らかにするとともに，個人情報を取り扱う事業者の遵守すべき義務等を定めることにより，個人情報の有用性に配慮しつつ，個人の権利利益を保護することを目的とする。
　目次を示す。
第1章　総則（第1条～第3条）
第2章　国及び地方公共団体の責務等（第4条～第6条）
第3章　個人情報の保護に関する施策等
　第1節　個人情報の保護に関する基本方針（第7条）
　第2節　国の施策（第8条～第10条）
　第3節　地方公共団体の施策（第11条～第13条）
　第4節　国及び地方公共団体の協力（第14条）
第4章　個人情報取扱事業者の義務等
　第1節　個人情報取扱事業者の義務（第15条～第36条）
　第2節　民間団体による個人情報の保護の推進（第37条～第49条）
第5章　雑則（第50条～第55条）
第6章　罰則（第56条～第59条）
附則

(URL：http://www.kantei.go.jp/jp/it/privacy/houseika/hourituan/030307houan.html)

医療・介護関係事業者における個人情報の適切な取扱いのためのガイドラインとはどのような内容か

　2004年12月に厚生労働省から公示され，2006年4月と2010年9月に一部改正された。項目は次のとおりである。

I　本ガイドラインの趣旨，目的，基本的考え方
　1．本ガイドラインの趣旨
　2．本ガイドラインの構成及び基本的考え方
　3．本ガイドラインの対象となる「医療・介護関係事業者」の範囲
　4．本ガイドラインの対象となる「個人情報」の範囲
　5．大臣の権限行使との関係等
　6．医療・介護関係事業者が行う措置の透明性確保と対外的明確化
　7．責任体制の明確化と患者・利用者窓口の設置等
　8．遺族への診療情報の提供の取扱い
　9．個人情報が研究に活用される場合の取扱い
　10．遺伝情報を診療に活用する場合の取扱い
　11．他の法令等との関係
　12．認定個人情報保護団体における取組

II　用語の定義等
　1．個人情報，2．個人情報の匿名化
　3．個人情報データベース等，個人データ，保有個人データ
　4．本人の同意，5．家族等への病状説明

III　医療・介護関係事業者の義務等
　1．利用目的の特定等，2．利用目的の通知等
　3．個人情報の適正な取得，個人データ内容の正確性の確保
　4．安全管理措置，従業者の監督及び委託先の監督
　5．個人データの第三者提供，6．保有個人データに関する事項の公表等
　7．本人からの求めによる保有個人データの開示
　8．訂正及び利用停止，9．開示等の求めに応じる手続及び手数料
　10．理由の説明，苦情対応

IV　ガイドラインの見直し等
　1．必要に応じた見直し
　2．本ガイドラインを補完する事例集等の作成・公開

（URL：http://www.mhlw.go.jp/houdou/2004/12/dl/h1227-6a.pdf）

「医学研究等における個人情報の取扱いの在り方等について」とはどのような内容か

　2003年に個人情報の保護に関する法律が成立し，2005年に全面施行を控えていたことから，医学研究等における個人遺伝情報を含む個人情報の取扱いに関し，特に適正な取扱いを確保すべき分野としてその在り方を検討する必要があるとして，文部科学省，厚生労働省，経済産業省の3省が協力して委員会で検討して策定した。
　内容は次のとおりである。
はじめに
Ⅰ．ヒトゲノム・遺伝子解析研究における個人情報の取扱いの在り方及び研究の進展に対応した倫理指針の見直しについて
　1　ヒトゲノム・遺伝子解析研究における個人情報の取扱いの在り方
　　(1) ヒトゲノム・遺伝子解析研究における個人情報保護の必要性
　　(2) 個人情報保護の観点からの倫理指針の見直し
　　(3) 個人情報保護に関する規定の法制化
　2　研究の進展等に対応した倫理指針の見直し
Ⅱ．遺伝子治療臨床研究における個人情報の取扱いの在り方について
Ⅲ．疫学研究における個人情報の取扱いの在り方について
Ⅳ．臨床研究における個人情報の取扱いの在り方について
おわりに

(URL：http://www.lifescience.mext.go.jp/files/pdf/40_205.pdf)

7 倫理審査で参考にすべき倫理基準・規則等③
（国外資料）

参考にすべき欧米各国の規則には何があるか
米国の臨床試験関係連邦規則とはどのような内容か
多施設共同試験における中央化治験審査委員会審査過程の利用法のガイダンスとはどのような内容か
欧州倫理委員会のための指針と勧告とはどのような内容か
EUの生物学と医学の適用に関する人権と人間の尊厳の保護協定とはどのような内容か
EUのヒト用医薬品製剤治験実施におけるGCP実施指令とはどのような内容か
生物医学研究に関する人権と生物医学についての協定への追加条約原案とはどのような内容か
ヒトで最初の治験の危険性を認識し緩和する戦略指針とはどのような内容か
イギリスの治験におけるGCPのための医学研究評議会MRC指針とはどのような内容か
カナダ3評議会政策声明とはどのような内容か
オーストラリアのヒト参加研究における倫理的行動に関する2007国家声明とはどのような内容か
米国保健福祉省ヒト研究保護室の治験審査委員会手引書とはどのような内容か
米国医師会誌に掲載されたNIHエマニュエルらの7-8倫理要件とはどのような内容か

参考にすべき欧米各国の規則には何があるか

　世界共通の資料ではなく，欧米各国で定められている規則には，次のようなものがあり，一読しておく価値がある。
・米国「臨床試験関係連邦規則」
・多施設共同試験における中央化治験審査委員会審査過程の利用
・欧州倫理委員会のための指針と勧告
・EUの生物学と医学の適用に関して人権と人間の尊厳の保護協定
・EUのヒト用医薬品製剤治験実施におけるGCP実施指令
・生物医学研究に関する人権と生物医学についての協定への追加条約原案
・ヒトで最初の治験の危険性を認識し和らげる戦略指針
・英国の治験におけるGCPのための医学研究評議会MRC指針
・カナダ3評議会政策声明
・豪州のヒト参加研究における倫理的行動に関する2007国家声明
・米国保健福祉省ヒト研究保護室の治験審査委員会手引書
・米国医師会誌に掲載されたエマニュエルらの7-8倫理要件

米国の臨床試験関係連邦規則とはどのような内容か
Code of Federal Regulations (CFR)

　米国における医薬品の臨床試験に関する規制は，日本の厚生労働省に相当する保健福祉省 (Department of Health and Human Services：DHHS) の中にあるが独立的な FDA と，DHHS の部門であるヒトでの研究保護局 (Office of Human Research Protection：OHRP) の 2 政庁によりなされている。主に連邦の資金で実施される臨床試験は OHRP により規制され，残りは米国食品医薬品局 (FDA) によって規制されると理解してよい。両規制当局の規則は連邦規則に公示されている。たとえば被験者保護と関係する臨床試験審査委員会の規則は，本文がインターネット上に掲載されているので画面上で確認することができる。

　FDA 側は，Title 21-Food and Drugs, Chapter I -Food and Drug Administration, Department of Health and Human Services, Part 50-Protection of Human Subjects, 略して　21 CFR 50-Protection of Human Subjects に掲載されている。

　研究保護局側は Title 45-Public Welfare. Department of Health and Human Services, Part 46-Protection of Human Subjects, 略して　45 CFR 46-Protection of Human Subjects に掲載されている。

　FDA の 21 CFR 50 では，Subpart A に一般規定，Subpart B にヒトでの説明を受けたうえでの同意，Subpart D に臨床研究における小児の付加的保護が記され，研究保護局の 45 CFR 46 では，Subpart A に被験者保護の基本的保健福祉省政策，Subpart B に胎児，妊婦，ヒト試験管内受精に関する付加的保護，Subpart C に囚人を被験者として含む生物医学的・行動学的研究に関する付加的保護，Subpart D に研究における被験者として含む小児のための付加的保護が記されている。

　米国における研究でのヒトの保護の規則は 1972 年から 1997 年に至る長い発展の過程があり，Subpart A は The Common Rule と呼ばれて，臨床研究者にとっては馴染みが深い規則である。

(URL：http://www.accessdata.fda.gov/scripts/cdrh/cfdocs/cfcfr/cfrsearch.cfm)
(URL：http://ohsr.od.nih.gov/guidelines/45cfr46.html)

多施設共同試験における中央化治験審査委員会審査過程の利用法のガイダンスとはどのような内容か

Guidance for Industry－Using a Centralized IRB Review Process in Multicenter Clinical Trials

　このガイダンスは，2006年3月に企業のための案内のひとつとして，米国食品医薬品局（FDA）のURLに収載された。項目は，次のとおりである。
1　序論
2　背景
3　審査委員会の審査確保における役割
　A　施設
　B　施設の治験審査委員会
　C　依頼者
　D　研究者
　E　中央治験審査委員会
4　治験審査委員会審査の地域的側面と取り組む
5　治験審査委員会記録　合意と手順を記録
　A　合意を記録
　B　書き出した手順
6　繋がりのない治験施設での中央治験審査委員会利用
7　共同治験審査委員会審査見本の例
　A　多数の治験施設が中央治験審査委員会に依存する治験
　B　一治療分類の多施設治験を審査するために設立された中央治験審査委員会
　C　地域的と非地域的協同組合
8　結論

（URL：http://www.fda.gov/RegulatoryInformation/Guidances/ucm127004.htm）

欧州倫理委員会のための指針と勧告とはどのような内容か
Guidelines and Recommendations for European Ethics Committees

　本文書は GCP のための欧州公開討論場の倫理実行委員会による研究と審議の結果であり，GCP のための欧州公開討論場とも名付けられ，1997 年改訂版が公表されている。生物医学研究の評価を担当する欧州倫理委員会の指針と勧告の提案という意味をもつ。項目は，次のとおりである。
　緒言
　1　目的
　2　倫理委員会設立のための手順
　　A　委員の要件
　　B　任期
　　C　指名要件
　　D　役員
　　E　定数要件
　3　申請書を提出する手順
　　A　申請者
　　B　申請手順
　　C　必要文書
　　D　申請の登録
　4　審査手順
　　A　会議手順
　　B　審議の要素
　5　意志決定手順
　6　決定を連絡する手順
　7　追跡手順
　　A　追跡審査の間隔
　　B　追跡審査を必要とする例
　　C　研究中止
　8　証拠書類と書類保存手順
　　用語集
　　支持文書

（URL：http://www.nus.edu.sg/irb/Articles/EFGCP-Guidelines%20and%20Recommendations%201997.pdf）

EUの生物学と医学の適用に関する人権と人間の尊厳の保護協定とはどのような内容か

Convention for the Protection of Human Rights and Dignity of the Human Being with regard to the Application of Biology and Medicine: Convention on Human Rights and Biomedicine

　欧州協議会から欧州連合各国へ1997年に人権と生物医学に関する協定として通知された。2005年に追加がなされ，条項数が38から40に増加した。項目は，次のとおりである。

前文
- I　一般条項
- II　同意
- III　私事と情報への権利
- IV　ヒト遺伝情報
- V　科学的研究
- VI　移植のための生きた提供者からの器官，組織切り離し
- VII　経済的利得と人体の一部の処分の禁止
- VIII　協定の条項の違反
- IX　本協定と他の条項の関係
- X　公衆の討論
- XI　協定の解釈と追跡
- XII　実施計画書
- XIII　協定の修正
- XIV　最終箇条

(URL：http://www.conventions.coe.int/treaty/en/treaties/html/164.htm)

EU のヒト用医薬品製剤治験実施における GCP 実施指令とはどのような内容か

Implementation of good clinical practice in the conduct of clinical trials on medical products for human use

欧州議会と欧州協議会との連名の指令として，参加国へ 2001 年に通知された。項目は次のとおりである。

 1 条　範囲
 2 条　定義
 3 条　治験被験者の保護
 4 条　小児での治験
 5 条　説明を聞いての法的な同意を与えられない成人への治験
 6 条　倫理委員会
 7 条　単一の意見
 8 条　詳細な指導
 9 条　治験の開始
10 条　治験の実施
11 条　情報の交換
12 条　治験の中断または違反行為
13 条　研究用医薬品製剤の製造と輸入
14 条　表示
15 条　治験用医薬品の服薬指示遵守の証明
16 条　有害事象の通知
17 条　重篤な有害反応の通知
18 条　報告書に関する指導
19 条　一般条項
20 条　科学的または技術的進歩への適応
21 条　委員会の手順
22 条　応用
23 条　発効
24 条　宛先

(Official Journal of European Communities, L121, 34-44, 2001)

生物医学研究に関する人権と生物医学についての協定への追加条約原案とはどのような内容か

Additional Protocol to the Convention on Human Rights and Biomedicine, concerning Biomedical Research

1997年の条約への追加で，2005年に条約案として各国へ批准を求めた。項目は次のとおりである。

Ⅰ章　対象と範囲
　1条　対象と目的　　2条　範囲
Ⅱ章　一般的協定
　3条　人類のもつ卓越性　　4条　一般則　　5条　代替性の不在
　6条　危険と利益　　7条　許可　　8条　科学的質
Ⅲ章　倫理委員会
　9条　倫理委員会による独立的評価　　10条　倫理委員会の独立性
　11条　倫理委員会のための情報　　12条　不当な影響
Ⅳ章　情報と同意
　13条　研究参加者のための情報　　14条　同意
Ⅴ章　研究参加の同意ができない人々の保護
　15条　研究参加の同意ができない人々の保護
　16条　許可前に提供すべき情報
　17条　最小の危険性と最小の負担での研究
Ⅵ章　特殊な状況
　18条　妊娠あるいは哺乳中の研究
　19条　緊急の臨床状況中の患者での研究
　20条　自由を奪われた人々での研究
Ⅶ章　安全と監視
　21条　危険性と負担の最小化　　22条　健康状態の判定
　23条　必要な臨床的介入への影響のなさ　　24条　新たな発展
Ⅷ章　秘密保持と情報を受ける権利
　25条　秘密保持　　26条　情報を受ける権利　　27条　配慮の義務
　28条　成果の利用
Ⅸ章　本条約を批准しない国での研究
　29条　本条約案を批准しない国での研究
Ⅹ章　本条約の条項への違反
　30条　権利または原理の違反　　31条　損害へ補償　　32条　制裁
Ⅺ章　本条約と他の条項との関係および条約の再検討
　33条　本条約案と協定との関係　　34条　より広い保護
　35条　条約の再評価
Ⅻ章　最終条項
　36条　署名と批准　　37条　発効　　38条　新規加入
　39条　破棄　　40条　通告

(URL：http://www.conventions.coe.int/treaty/en/treaties/html/195.htm)

ヒトで最初の治験の危険性を確認し緩和する戦略指針とはどのような内容か

Guideline on Strategies to Identify and Mitigate Risks for First-in-human Clinical Trials with Investigational Medicinal Products

本ガイドラインは，欧州医薬品庁医薬品委員会により 2007 年 7 月 19 日に承認されている。項目は次のとおりである。

1. 序論
2. 範囲
3. 法的基礎
4. 指針本文
   4.1 危険因子
   4.2 質の面
   4.3 非臨床面
   4.4 臨床面
   4.4.1 一般面
   4.4.2 治験実施計画書
   4.4.2.1 ヒトでの最初の治験のための参加者の選択
   4.4.2.2 投与の経路と速度
   4.4.2.3 ヒトでの最初の投与量の予想
   4.4.2.4 群内の投与量間に適用すべき注意
   4.4.2.5 群間に適用すべき注意
   4.4.2.6 投与量増加計画
   4.4.2.7 中止規則と決定
   4.4.2.8 有害事象・反応の監視と連絡
   4.4.3 研究者現場の設備と人員

(URL：http://www.ema.europa.eu/pdfs/human/swp/2836707enfin.pdf)

イギリスの治験における GCP のための医学研究評議会 MRC 指針とはどのような内容か
MRC Guidelines for Good Clinical Practice in Clinical Trials

　イギリスの医学研究評議会 MRC が支援する臨床試験の 1998 年 GCP 指針であり，企業が依頼する治験では国際調和会議 ICH の GCP に従うことを明示している．項目は次のとおりである．

序論
1　用語集
2　GCP の原理
　1　治験は倫理的原理に基づいて行われる
　2　利益が危険性を正当化できる時に限り治験を開始してよい
　3　治験参加者の権利，安全性，福利が最も重要な考慮である
　4　治験薬の非臨床・臨床情報が提案された治験に十分であるべき
　5　治験は科学的に適切で実施計画書にわかりやすく記されるべき
　6　参加者への診療と医学的判断は医師の責任である
　7　治験を実施する担当者はそれぞれの教育，訓練，経験により適する
　8　治験の情報は記録し，蓄えられ，報告，確認ができる
　9　参加者を特定できる記録の秘密性は守られる
　10　治験薬は GMP によって製造保管され，計画書によって使用される
　11　治験の質を確保する手順のシステムは履行すべき
3　医学研究評議会 MRC
4　受け入れ研究機関
5　責任研究者
6　治験運営委員会
7　証拠書類
8　品質保証
9　参考文書
付録 1　ヘルシンキ宣言
付録 2　MRC 規定様式申請書
付録 3　MRC 運営・データモニタリング委員会
付録 4　主要文書指針

(URL：http://www.mrc.ac.uk/Utilities/Documentrecord/index.htm?d=MRC002416)

カナダ3評議会政策声明とはどのような内容か
Tri-Council Policy Statement

　カナダは医薬品の登録のための技術的要件の協調に関する国際会議（ICH）にはオブザーバーとして参加しており，国際的な協調に関心を寄せてきた。

　カナダには，カナダ医学研究評議会 Medical Research Council of Canada，カナダ自然科学・工学研究評議会 Natural Sciences and Engineering Research Council of Canada，カナダ社会科学・人文科学研究評議会 Social Sciences and Humanities Research Council of Canada の3つの組織があり，1994年に，この3つの組織の作業班の形成によって合同政策の作業が開始され，その作業班の最終報告をさらに協議して，三評議会政策声明として作成された。1998年版が2000年版，2002年版を経て2005年版，2010年版（TCPS2）に至っている。

　三評議会政策声明 Tri-Council Policy Statement（TCPS）：ヒトが参加する研究の倫理的実施 Ethical Conduct for Research Involving Humans の内容は次のようなものである。

　緒言
　第1章　倫理の枠組み
　第2章　範囲および方策
　第3章　説明を受けての同意の過程
　第4章　研究参加における公平性と平等性
　第5章　個人情報と守秘
　第6章　研究倫理審査の管理
　第7章　利益相反
　第8章　多施設共同研究
　第9章　先住民のイヌイットおよびその混血者を含む研究
　第10章　定性的研究
　第11章　臨床試験
　第12章　生殖に関わる素材を含むヒト生物学的素材
　第13章　ヒトの遺伝学的研究

（URL：http://www.pre.ethics.gc.ca/eng/policy-politique/initiatives/tcps2-eptc2/Default/）

オーストラリアのヒト参加研究における倫理的行動に関する 2007 国家声明とはどのような内容か
National Statement on Ethical Conduct in Human Research

オーストラリアにおいても，2007 年にヒトが参加する研究でも倫理的規範が示されている。内容は次のようなものである。

前文
本文書の目的，範囲，限界
1 節　倫理的行動の価値と原理
2 節　研究倫理における題目：危険と利益，同意
　2.1　危険と利益
　2.2　同意のための一般的要件
　2.3　同意の条件を緩和するか免除する
3 節　研究の方法と領域に特殊な倫理的配慮
　3.1　定性法
　3.2　情報銀行
　3.3　臨床および非臨床試験，刷新を含む介入と治療
　3.4　ヒト組織標本
　3.5　ヒト遺伝学
　3.6　ヒト幹細胞
4 節　参加者に特殊な倫理的配慮
　4.1　妊婦とヒト胎児
　4.2　小児と若人
　4.3　依存または非同等関係の人々
　4.4　同意をしえない医療に高度に依存する人々
　4.5　認知障害，知的障害，精神疾患の人々
　4.6　非合法的活動に参加しているかもしれない人々
　4.7　先住民
　4.8　外国に居る人々
5 節　研究管理と倫理審査の過程
　5.1　施設の責任
　5.2　ヒト研究倫理委員会，他の倫理審査組織，研究者の責任
　5.3　倫理審査の重複の最少化
　5.4　利益相反
　5.5　許可済み研究の監視
　5.6　不平の取扱
　5.7　説明責任

(URL：http://www.nhmrc.gov.au/publications/synopses/e72syn.htm)

米国保健福祉省ヒト研究保護室の治験審査委員会手引書とはどのような内容か

IRB Guidebook

　本書はアメリカ合衆国の保健福祉省ヒト研究保護室が公開している臨床審査委員会手引書で，倫理研究の Poynter Center の R. L. Penslar，研究危険性保護室の J. P. Poter により作成された。内容は次のとおりである。

前書き
序文　本手引書の使い方
序論
Ⅰ章　施設管理
　A　治験審査委員会の権限
　B　治験審査委員会の管理
　　　治験審査委員会の設置
　　　委員
　　　記録管理
　　　施設内責任
　C　治験責任医師
　D　法令遵守/不履行
Ⅱ章　規則と政策
Ⅲ章　基本的審査委員会審査
　A　危険・利益分析
　B　説明を受けた上での同意
　C　被験者の選択
　D　私事・秘密性
　E　監視と観察
　F　追加的安全保護
　G　参加への誘因
　H　継続審査
Ⅳ章　研究設計についての考慮
Ⅴ章　生物医学的・行動学的研究：概論
Ⅵ章　特殊な種類の被験者
付録
用語集

(URL：http://www.hhs.gov/ohrp/archive/irb/irb_guidebook.htm)

米国医師会誌に掲載された NIH エマニュエルらの 7-8 倫理要件とはどのような内容か
What makes clinical research ethical?

　米国の国立保健研究所 NIH のエマニュエル Emanuel らは臨床研究が倫理的であるための下記 2〜8 の 7 つの要件を，2000 年の米国医師会誌 JAMA 上に掲載した。
　その後，1 の共同研究的提携を加えて 8 要件とした。

1　共同研究的提携 Collaborative partnership
2　社会的または科学的価値 Social value
　　健康と福利を改善し，または知識を増す，治療，介入または理論の評価
3　科学的正当性 Scientific validity
　　信頼性があり正当なデータを得るために受け入れられた科学的原理と統計学的な手法を含む方法の使用
4　公正な参加者選択 Fair participant selection
　　非難されていて傷つきやすい個人は危険性がある研究の対象にしない，金持ちで社会的に勢力がある者は利益がある可能性がある研究には賛成されない。
5　好ましい危険対利益比 Favorable risk-benefit ratio
　　危険の最小化，利益の可能性の促進，参加者への危険性は参加者と社会への利益に比例する。
6　独立の審査 Independent review
　　治験のデザイン，提案された参加者の人口，危険・利益比はその研究と関係しない個人によって審査
7　情報を得たうえでの合意 Informed consent
　　研究の目的，手続き，可能性がある危険性，利益，代替案の提供，個人がこの情報を理解し，登録し，参加し続けるかを自発的に決定する。
8　参加の可能性がある候補者と登録済み参加者の尊重 Respect for participants
　　研究からの撤退を許し，秘密性を通しての私事の護り

(Emanuel EJ, et al. What makes clinical research ethical? JAMA 2000 ; 283 (20) : 2701-11.)

8 臨床試験審査委員会事務局の業務と認定・認証

臨床試験審査委員会事務局にはどのような業務が求められているか
審査委員会は臨床試験業務からの独立性が保たれなくてよいのか
臨床試験審査委員会の記録はなぜ必要か
臨床試験結果,市販に関する情報を参加者へ伝えるか
臨床試験審査委員会業務担当者の認定はどこで行われているか
ヒトが参加する研究の保護計画の認証はどのように行われているか
治験審査委員会の認証はどのようになされているか

臨床試験審査委員会事務局にはどのような業務が求められているか

臨床試験審査委員会事務局では，以下の業務を行う．
審査依頼の受付
審査資料の受付
審査資料の確認
不足している資料の追加要求，間違った箇所の修正要求
翌年の審査委員会開催日程を委員長と相談して内定
審査委員会会場の予約，当日の準備
委員へ配布する資料の準備，発送
開催前に委員長との打ち合わせ
当日出席者の確認，開始時に未出席委員への連絡
業務実施規定 SOP に収載されている必要委員出席数確認と委員長への通知
各委員会議事録の作成と委員長への確認依頼
議事要録の作成と公開
審査委員会の運営
審査委員会審議内容録音
発言者のメモ
閉会前に次回委員会開催日程確認
審査結果を委員長に確認したうえで申請者へ連絡
施設の長へ議事録送付

以上のうち，治験審査委員会については審査委員会名称，手順書，会議出席者名簿，議事概要の総合機構マネジメント部審査企画課への提出と公開が求められ，臨床研究倫理審査委員会では，倫理審査委員会手順書，委員名簿，会議の概要の公開が求められる．

審査委員会は臨床試験業務からの独立性が保たれなくてよいのか

　臨床試験審査委員会の事務は臨床試験実施の事務とは別であるので，理想的には別に事務局が設置されることが望ましい．現実に，欧米では別に設置され，運用されている．

　国内でも，実施可能な施設から実施していくべきだと考えられる．これは，政治において立法・行政・裁判が独立しているのと似ていて，審査する業務は実施業務とは独立すべきだからである．

　さらに，臨床試験事務局長が臨床試験審査委員長を兼ねたり，臨床試験事務局員が臨床試験審査委員として登録されたりすることも，適当でなく，審査委員会へ出席するにしても，あくまでも発言を求められた場合にのみ説明する立場であるべきである．

　以上は，臨床研究に詳しい人材の不足からか，臨床研究支援センター事務員と臨床研究審査委員会事務局員が兼任されている現状では無理な理想論であるが，欧米では区別されている．

臨床試験審査委員会の記録はなぜ必要か

　臨床試験審査委員会の開催目的は計画された臨床試験の科学性，倫理性，信頼性を確認し，実施される臨床試験の参加者の人権保護，安全性確保とともに，多額の費用と参加者の協力，診療に忙しい医療職の時間を使って得られる試験結果が，人類の財産となりうる治療薬，治療方法の開発に寄与できるよう，可及的に広い分野の意見を集約して，実施の妥当性と指摘しうる提言を審議することにある。

　そのため，どのような出席者のもと，何時どこで開催され，どのような事項について審議され，どのような結果が導き出されたかは，結果通知のためはもとより，臨床試験が実施されて，製造承認を審査する段階で，実施前の審査がしっかりなされていたかは，確認事項であるので，発売されうる新薬・機器がすべてをクリアーして発売され，治療に用いられるために必要な記録である。

　すなわち，治験実施前の審査がなおざりにされると，たとえ治験が実施されても，その治験実施施設で行われた治験成績は，参加者保護の検討もなく実施された試験とみなされて，承認審査時に症例として認められないので，承認過程に影響する。たとえ発売されても，治験審査が適正になされなかったことが明らかにされると，製造承認の取り消しにも影響する重要なポイントとなる。

　特に国際化の時代には，日本の臨床データが外国での輸入承認申請に用いられることもあるが，臨床試験実施前の審査委員会審議が適正に行われた記録なしには，臨床データのブリッジングにも影響する。

　自らの判断でボランティアとして参加した参加者の善意にもかかわらず，参加者の保護の面でなんら配慮されなかったことがわかれば，治験実施の前提となる倫理審査の正当性が否定され，治験結果が出ても，治験プロセス自体の信頼性にも影響しうる。

　GCP省令第34条によると，議事録と資料の保存は，製造販売の承認を受ける日か，臨床試験終了後3年間のいずれかのうち遅い日まで，とされる。

臨床試験結果，市販に関する情報を参加者へ伝えるか

　治験の結果は，参加者ごとに症例報告書のかたちで依頼者へ渡され，実施施設へ依頼されたすべての症例の結果が依頼者へ渡されると，その実施施設としては，その治験は終了する。依頼された症例数を終了できたことは，参加者の協力に負う部分が大きいとして，感謝の意を表すために治験実施施設によっては，病院長名で治験参加者へ感謝状が交付される例もある。

　症例報告のかたちで，依頼企業へ渡された各参加者の治験結果はひとつの治験題目ごとに集められて解析され，有効性と安全性のデータをまとめて，全体として望ましい結果が得られた場合には，製造販売承認申請がなされる。

　申請資料は厚生労働省の委員会で審議され，審議結果が答申されると厚生労働省から許可され，公示される。

　そこで，企業は試験実施施設へ製造販売承認申請許可の通知を送る。

　企業からの製造販売承認申請が許可されると，薬価に関する折衝が行われて，薬価が合意されて発売に至ると，企業から各実施施設へ連絡がなされる。

　発売の知らせは実施施設でも CRC の協力で実施した日々が思い出されて，うれしい知らせである。また治験参加者にとっても，ひとつの医薬品の発売に至る協力をしたという貢献した喜びがあるので，治験事務局として，参加者あてに知らせ，感謝の意を伝えることは，今後の治験へ向けての理解を深めるうえでも価値がある。

　ヘルシンキ宣言では，2000 年の第 5 改訂（エジンバラ）から，臨床試験の終了後に，参加者は研究により証明された最善の方法利用の権利があると明示され，2008 年第 8 改訂（ソウル）版では，参加者は研究結果を知らされる権利があり，有益と判明した介入を利用する権利があると記されている。

臨床試験審査委員会業務担当者の認定はどこで行われているか

　臨床試験協力者としての CRC に関しては，認定制度が日本臨床薬理学会により設立され，初期の過渡的措置の時代を経由して，2011 年 6 月現在では試験による認定が毎年行われている。

　臨床試験審査委員会業務担当者に対する認定は，いまだ日本では実施されていないが，米国では 2011 年 6 月現在で 1,300 名以上が認定され，CIP（認定 IRB 専門職，Certified IRB Professionals）の称号が授与されている。

　米国では参加者保護の学術団体である Public Responsibility in Medicine and Research(PRIM & R)により，IRB 業務担当者の認定委員会(Council for Certification of IRB Professionals) が 1999 年に設立され，試験の方針，出題を担当している。認定試験の実務面は Professional Testing Corporation によって実施されている。

　受験資格は学士号取得者には過去 7 年間に 2 年以上の IRB 業務経験を求め，学士号がない者には過去 7 年間に 3 年以上の IRB 業務経験を求めている。

(Public Responsibility in Medicine and Research（PRIM & R）website)
(URL：http://www.primr.org/Certification.aspx?id=234&ekmensel=c580fa7_48_80_234_2)

ヒトが参加する研究の保護計画の認証はどのように行われているか

　米国では，ヒトが参加する研究の参加者保護の観点から，臨床研究施設，臨床研究審査委員会を含む研究審査部門，臨床研究者，研究支援者，研究参加者の総合評価をして，ヒトが参加する研究の保護計画に対する認証を与えている。

　認証組織は，Public Responsibility in Medicine and Research（PRIM & R）と名づけられた参加者保護を目的とした組織により，2000年に首都ワシントンンに設立され，現在は Public Responsibility in Medicine and Research，米国医科大学協会，米国大学協会，州立大学協会など，いくつかの全国組織の共同体により Association for the Accreditation of Human Research Protection Programs（AAHRPP）と名付けた組織で運営されている。参加者保護に関わるすべての面を自己評価させ，次に評価担当者による査察を行って確認を行ったうえで，すべての面で，被験者保護の体勢が確認された後に，認証を与えている。

　2007年には16の施設が認証され，2011年6月現在認証表に232施設が掲載され，そのほかに新申請中，再申請中などがあるという。

　なお，2005年まで，Partnership for Human Research Protection（PHRP）という別の認証組織があったが，2005年11月に解消した。

（URL：http://www.aahrpp.org/www.aspx?PageID=283）

治験審査委員会の認証はどのようになされているか

　治験を実施する前の治験実施計画書などの審査の必要性が規定されているのに，治験審査委員会の質が問われないのは理解しにくいといわれる。現状では，すべての治験審査委員会は期待される機能を果たしているとの仮定のもとに，依頼者からの治験依頼が審査を受けて，許可され，治験が実施されている。その臨床試験の結果は，医薬品医療機器総合機構で審査されて，そのデータから，その新医薬品・医療機器が発売されて使用される価値があると判断されれば，製造販売許可が与えられる。

　筆者の理解では，製造販売許可申請の対象となった臨床試験データについて，かなりの症例報告を提出した施設が，機構による施設査察の対象となり，治験審査委員会記録の調査，提出された症例報告書と診療録との照合などが実施されて，申請に用いられた症例報告書の内容が原資料と一致すれば，症例報告書の内容に特別に問題点がなかったとして，適正に実施され報告されたと判断され，有効性と安全性の面で確認されれば，製造販売が許可されると予想される。

　米国では，製薬企業からの治験審査を実施する医療施設は FDA の査察を受け，政府の公的研究費が配分されて臨床研究を実施する臨床研究施設は保健福祉省に属するヒトでの研究保護局 OHRP により臨床試験審査委員会の構成員リスト，審査記録の査察が実施される。もし問題点がなければ，審査業務の継続が許可されるが，問題点があれば，審査業務の改善指示がなされる。

　治験が国際的になり，国際同時試験が実施される際には，外国で実施されている程度の査察が実施されると予想されるので，FDA による治験審査委員会の審査に耐えるほどの水準が求められうる。国際同時治験に応募する施設は自施設の治験審査委員会の内容を整えるか，国際的に認められている治験審査委員会の審査を受けてから治験を実施する。

(URL：http://www.fda.gov/oc/ohrt/irbs/reviewboard.pdf)

　臨床試験の審査は規制当局も重要と考えているので，各地の治験審査委員会の質が問われる時期が近いと予想されるが，2011 年 6 月現在，治験審査委員会は，その質の評価あるいは認証はなされていない。

　2009 年 4 月以後の治験審査委員会名，委員会業務手順書，委員名簿の公表，各委員会の出席者名簿，議事録概要の公開が義務化された。

(URL：http://www.jmacct.med.or.jp/report/files/irb081001.pdf)

9 臨床研究倫理審査の現状と将来

臨床研究参加者保護の分野の専門家組織はあるか
現状の臨床試験審査委員会の審議体制にはどのような問題点があるか
代替臨床試験審査委員会方式への議論はどのようになされているか
検討されている代替臨床試験審査委員会のかたちとしてどのようなものがあるか
治験と臨床研究の制度的統合の検討はなされているか

臨床研究参加者保護の分野の専門家組織はあるか

　日本にはないように思われるが，米国には医学と研究における公衆の責任 Public Responsibility in Medicine and Research（PRIM & R）と名付けられた組織があり，臨床研究参加者保護の分野で実績を残している。会員へは毎月1回，月刊ニュースレターが電子メールで配信され，割引料金での年会参加が案内される。

　ヒトおよび動物の研究倫理の分野だけで，2011年の会員数は3,500名を数える。

　毎年11月または12月に3日間の Advancing Ethical Research（AER）Conference が開催され，2,000名規模の参加者が集う。この年会では講演，シンポジウムのほか，30前後の討論グループに分かれて専門別のワークショップが開かれる。

　3日間の年次集会の前日には年会とは別途料金の講習会が開催されるので，年会の開催期間より1日早めに到着して，基本的な事項を学習することができる。

（URL：http://www.primr.org）

現状の臨床試験審査委員会の審議体制にはどのような問題点があるか

　臨床試験審査において臨床試験実施計画書の審議は重要な部分であるが，現状では実施計画書が企業を中心として少数の臨床医も加わった協議で決定され，規制当局での検討で特に問題点が指摘されなければ，実施医療機関へ実施依頼がなされるという，手続きの順序のため，臨床試験の実施計画書は依頼されたままの計画で実施されるしかない．これは同じ実施計画書に基づいて集積された結果が解析されて平均値が他と比較されるために，医療現場で対応しにくい部分があるとか，また参加者の立場になって審議すると無理に近い検査日程を指摘して，臨床試験審査委員会の判断で実施計画書の修正を求めても受け入れられない．これは規制当局の許可を得る前に，実施現場，参加者の立場をより広く検討しなかった企画段階の問題のために，各審査委員会の貴重な意見も生かせない例である．

　2011年現在では臨床試験審査委員会の設置制限は大幅に緩和されているが，GCP省令初期の制限の影響が残り，実質的には臨床試験実施施設ごとに設置された審査委員会が使用されるままでいる．このことは実施施設の数の審査委員会が開催され，全体ではかなりの長時間がかけられていて，多忙な臨床医の貴重な診療時間を会議に使う面，審査に求められる膨大な審査資料の用意のための時間消費，依頼者の臨床担当者の旅費などの面からは不経済と考えられる．これは中央審査委員会への審査委託などで解決できる．

　さらに，同施設の臨床試験審査委員会を用いる方式は自分たちの臨床試験実施計画を自分たちで審査することになるため，利益相反を見逃しやすく，公平な判断が確保されているか保証しにくい面がある．これは，日本では利益相反管理の考え方が理解しにくく，拡がっていないために理解できない委員が多いこと，審査委員会には外部委員，市民代表が委嘱されていても，人選が形式的で，しっかりした指摘ができる人材が育っていない状況によるのかもしれない．

　これと反対に，臨床試験実施施設とは独立に設置された独立臨床試験審査委員会は，臨床試験実施者と審査機関が別であるため，臨床試験実施施設から申請された実施計画書の不適当な点は不適当と指摘しやすいので，利益相反問題が起こりにくく，より公正な判断がしやすいと考えられるが，外部審査委員会にも欠点があり得る．

代替臨床試験審査委員会方式への議論はどのようになされているか

　米国では，互恵臨床試験審査委員会，独立臨床試験審査委員会も定着しているが，臨床試験実施施設に置かれた施設臨床試験審査委員会との関係をどうすべきかについては，まだ明確にされたわけではない。

　そのような状況のなかで，2004年秋に米国保健福祉大臣の試験参加者保護助言委員会が代替臨床試験審査委員会と施設臨床試験審査委員会に関係する問題を理解し，委員会の行動を知らせるために研修会を開催することが示唆され，首都ワシントンで2005年11月に国立保健研究所（NIH），保健福祉省被験者保護局（OHRP），米国医科大学協会（AAMC），米国臨床腫瘍学会（ASCO）の主催で臨床試験審査委員会審査の代替方式研修会が開かれた。その結果，検討すべきテーマが浮き彫りにされたことを受けて，代替臨床試験審査委員会方式に関する全国研修会が再びワシントンで2006年11月に開催されて，以下のテーマⅡ，Ⅲ，ⅣがⅠの導入講演に続いて討議された。

Ⅰ．導入 Introduction
　　代替臨床試験審査委員会方式の歴史的観点
　　進歩を速めるための代替臨床試験審査委員会方式の役目
　　代替臨床試験審査委員会の施設側観点
Ⅱ．責任問題の取り組み Addressing liability issues
Ⅲ．権限と責任の分担 Sharing authority and responsibilities
Ⅳ．審査の質の確保 Ensuring review quality
Ⅴ．費用，タイミング，収入損失 Costs, timing, and loss of revenues
Ⅵ．主要な問題点に関する利害関係者の観点
　　Stakeholder perspectives on key issues
　　提案を行動へ変換：利害関係者実行委員への指令
　　Turning recommendations into action：The charge to stakeholder work groups
　　主要な疑問への利害関係者の観点
　　Stakeholder perspectives on key questions
　　閉会の挨拶　Closing remarks

（URL：https://www.aamc.org/initiatives/clinicalresearch/irbreview/）

検討されている代替臨床試験審査委員会のかたちとしてどのようなものがあるか

　以下の 10 種類が検討されている。以下の記述は番号，IRB の種類，#その種類の記述，実例，&代表的応用の順とする。

1. 地域 IRB 審査-単施設研究　#施設内 IRB が自施設研究を審査　&大学研究所，民間研究所，政府機関
2. 地域 IRB 審査-複数施設研究　#各施設内 IRB が自施設研究を審査　&複数施設研究
3. IRB 協力-複数施設研究　#参加 IRB は手順書，書式等共有　例：IRBNet　&多施設研究
4. 他施設 IRB 依頼-単施設研究　#他施設へ審査依頼　&自施設に審査能力ない場合
5. 独立 IRB 審査-単または複数施設研究　#外部 IRB へ審査依頼　例：Western IRB　&医薬品，機器，生物学研究，学術研究
6. 中央 IRB 審査-複数施設研究　#中央 IRB 結果を受け入れ　例：NCI 中央 IRB　& NCI からの経済的支援による研究
7. IRB 相互依存-単または複数施設研究　#異なる施設が共同体形成，他施設 IRB 審査受け入れ，共通手順書　例：MACRO　&共通興味
8. IRB 共同体　#研究機関が臨床研究管理，監視する統一体を形成：例：BRANY　&共通の属性を共有する研究所が IRB 審査と試験監視を外注
9. 複数 IRB が計画書を審査-国内　#国家と地域 IRB が同じ計画書を同時審査　例：インド保健機構　&付加的監視が必要な研究
10. 複数 IRB が計画書審査-外国での単施設研究　#外国での単施設研究を地域 IRB と米国内共同研究施設 IRB が審査　&国際研究

(URL：https://www.aamc.org/initiatives/clinicalresearch/irbreview/)

治験と臨床研究の制度的統合の検討はなされているか

　欧米では製造販売許可申請を目的とした臨床試験とその他の臨床研究が同じ規則で規制されていて，製造販売許可申請が目的かにかかわらず，同じ審査委員会で審議されている．

　日本では治験とその他の臨床研究を別の規則により規制しているために，臨床試験のデータを長年積み上げても，製造販売許可申請に使えないため，同じ薬物を市販するためには，第Ⅰ相試験から始めなければならず，すでに蓄積した臨床データのために使われた研究者の努力とボランティアの拘束時間を無駄にしている．

　以上の問題の深刻さが多くの臨床研究者により気づかれ，医師研究者が出した臨床データを有効に利用するためには制度の改正が必要として，2010年前から治験と臨床試験の制度的統合の必要性が指摘され，2010年9月には治験と臨床研究の統合に関する研究会が開催された．

(川上浩司．医薬品行政とIND制度．医学のあゆみ 2010：234（9）：821．)
(黒川達夫．医薬品規制と日本版FDA．医学のあゆみ 2010；234（9）：840．)
(治験と臨床研究の統一は可能か　共同シンポジウム　慶応義塾大学三田キャンパス　2010年9月7日)

参考資料

臨床試験審査関係情報源

◆ 関係書籍　1985年以後出版の臨床試験倫理に限定
【訳本】
- グリーンワルドRAほか編. 阿岸哲三, 今里嘉夫, 土肥修司, 羽賀道信 訳, 被験者保護ハンドブック―アメリカIRBの活動. 地人書館. 1987.
- ロバートJアムダー編著. 栗原千絵子, 斉尾武郎 訳, IRBハンドブック, 臨床試験の倫理性確保, 被験者保護のために. 中山書店. 2003.
- アデルEシャムーほか著. 川島紘一郎, 平井俊樹, 斉藤和幸 訳. 臨床倫理学. 朝倉書店. 2004.

【洋書】
- Emanuel EJ, Grady C, Crouch RA, Lie RK, Miller FG, Wendler D, editors. The Oxford Textbook of Clinical Research Ethics. Oxford University Press. 2008.
- Bankert EA, Amdur RJ, editors. Institutional Review Board, Management and Function. 2nd ed. Jones and Bartlett Pub. 2006.
- Emanuel EJ, editors. Ethical and Regulatory Aspects of Clinical Research. Reading and Commentary. Johns Hopkins Univ Press. 2003.
- Loue S. Textbook of Research Ethics: Theory and Practice. Plenum Pub Corp. 2000.
- Russel-Einhorn M, editor. IRB Reference Book. Price Waterhouse Coopers. LLP. 2000.
- Dunn C, Chadwick G. Protecting Study Volunteers in Research: A Manual for Investigative Sites. Center Watch. 1999.
- Brody BA. The Ethics of Biomedical Research: An International Perspective. Oxford Univ Press. 1998.
- Sugarman J, Mastroianni A, Karn J. Ethics of Research with Human Subjects: Selected Policies and References. Univ Publishing Group. 1998.
- Vanderpool HY. The Ethics of Research Involving Human Subjects. Univ Publishing Group. 1996.
- Penslar RL. Research Ethics: Cases and Materials. Indiana Univ Press. 1995.
- Beauchanp TL, Childress JF. Principles of Biomedical Ethics. 4th ed. Oxford Univ Press. 1994.
- Sieber JE, editor. Planning Ethically Responsible Research: A Guide for Students and Internal Review Boards. Sage Publications. 1992.
- Levine Robert J. Ethics and Regulation of Clinical Research. 2nd ed. Yale Univ Press. 1988.

【臨床研究倫理関係雑誌】
- Nicholson R, editor. Bulletin of Medical Ethics. Bioethics Publications Limited: London.
- Cambridge Quarterly of Healthcare Ethics. Cambridge Univ Press.
- The Hastings Center Report. Garrison NY.
- Maloney DM, editor. Human Research Report. Omaha: Nebraska.
- Sieber JE, editor. Journal of Empirical Research on Human Research Ethics. Univ of California Press: Berkeley, CA.

- Journal of Medical Ethics. BMJ Journal Publishing Group.
- Kennedy Institute of Ethics Journal. Johns Hopkins Univ Press: Baltimore.

◆ インターネット臨床試験倫理関係会議室
- The IRB Forum, The Institutional Review Board-Discussion and News Forum.
  Website: http://www.irbforum.org/

◆ 臨床試験倫理関係集会
- 2007-2008 Annual HRPP Conference Boston and Orlando
- 2009-2011 Advancing Ethical Research Conference Nashville, San Diego and National Harbor
- 主催団体 Public Responsibility in Medicine and Research, Boston
  Website:http://www.primr.org/

◆ 臨床試験倫理関係案内書
- IRB Guidebook
- Penslar RL and Porter JP
  Website: http://www.hhs.gov/ohrp/archive/irb/irb_guidebook.htm

◆ 臨床試験登録・検索サイト
- 大学病院医療情報ネットワーク UMIN臨床試験登録システム
  Website: http://www.umin.ac.jp/ctr/index-j.htm
- 財団法人日本医薬情報センター 臨床試験情報 JAPIC Clinical Trials Information
  Website: http://www.clinicaltrials.jp/user/cte_main.jsp
- 社団法人日本医師会治験促進センター 臨床試験登録システム
  Website: https://dbcentre3.jmacct.med.or.jp/jmactr/

◆ 治験検索サイト
- 日本製薬工業協会　開発中の新薬情報
  Website: http://www.jpma.or.jp/medicine/shinyaku/development/index.html

◆ 代表的治験審査委員会website
- Institutional Review Board of Boston University Medical Campus and Boston Medical Center
  Website: http:// www.bumc.bu.edu/irb/
- National Cancer Institute Central Institutional Review Board
  Website: http:// www.ncicirb.org/
- Schulman Associates Institutional Review Board
  Website: http://www.sairb.com/
- Western Institutional Review Board, WIRB
  Website: http://www.wirb.com/

索引

Additional Protocol to the Convention on Human Rights and Biomedicine,
  concerning Biomedical Research   146
American Hospital Association   96
The Belmont Report   97
Choice of Control Group and Related Issues in Clinical Trials   111
Clinical Investigation of Medicinal Products in the Pediatric Population   112
Clinical Safety Data Management:Definitions and Standards for Expedited Reporting   114
Code of Federal Regulations (CFR)   141
Code of Medical Ethics of The American Medical Association   87
Convention for the Protection of Human Rights and Dignity of the Human Being
  with regard to the Application of Biology and Medicine:Convention on Human Rights
  and Biomedicine   144
Declaration of Geneva   88
Declaration of Helsinki   90, 91, 93
Declaration of Lisbon on the Rights of the Patient   94
Declaration of Madrid on Professional Autonomy and Self-Regulation   95
Dose-Response Information to Support Drug Registration   115
Efficacy Guidelines/ICH Guidelines   106～115
Ethnic Factors in the Acceptability of Foreign Clinical Data   110
General Considerations for Clinical Trials   108
Guidance for Industry －Using a Centralized IRB Review Process in Multicenter
  Clinical Trials   142
Guideline for Good Clinical Practice   107
Guideline on Strategies to Identify and Mitigate Risks for First-in-human
  Clinical Trials with Investigational Medicinal Products   147
Guidelines and Recommendations for European Ethics Committees   143
Guidelines for Good Clinical Practice (GCP) for Trials on Pharmaceutical Products   100
Handbook for Good Clinical Research Practice (GCP):Guidance for Implementation   102
Implementation of good clinical practice in the conduct of clinical trials
  on medical products for human use   145
International Conference on Harmonisation (ICH) of Technical Requirements
  for Registration of Pharmaceuticals for Human Use   106
International Ethical Guidelines for Biomedical Research Involving Human Subjects   99
IRB Guidebook   151
1991 International Guidelines for Ethical Review of Epidemiological Studies   98
MRC Guidelines for Good Clinical Practice in Clinical Trials   148
National Statement on Ethical Conduct in Human Research   150
The Nuremberg Code   85
Operational Guidelines for Ethics Committees that Review Biomedical Research   101
Original Code of Medical Ethics of The American Medical Association   86

A Patient's Bill of Rights   96
Statistical Principles for Clinical Trials   109
Studies in Support of Special Populations: Geriatrics   113
Tri-Council Policy Statement   149
Universal Declaration on Bioethics and Human Rights   103
Universal Declaration on the Human Genome and Human Rights   104
What makes clinical research ethical?   152
The WMA International Code of Medical Ethics   89
World Medical Association   94, 95

後書き：臨床研究実施上で問題点は残されていないか

　多くの医療施設で臨床研究が実施されていることはありがたいことですが，悩ましい気持ちになる例もあります。本来臨床研究への参加はあくまでも本人のボランティア精神に依存することが前提（理想）ですが，臨床試験に参加していただくには時間的拘束もあり交通費，外食費などの出費が伴うから，できる範囲でその負担を軽減させるために検討がなされました。それは，負担軽減費という名前で実施されていますが，研究者，CRC もこの制度を十分に理解したうえで，参加者にていねいに説明し，受け取るかどうかを確かめてから，支給手続きをとるべきです。参加者のなかには，「自分の病気の治療薬候補が臨床試験というかたちで実施されるので，新薬の臨床試験に参加させていただくだけでありがたく，幸い医療機関の近くに住むために歩いて通えるので，現金の支給は必要としない」とおっしゃる方もおられるのに，ボランティア精神を無視して，負担軽減費支給制度の説明もなく，本人の気持ちを確認することもなく，機械的に送金することは適当とは言えません。機械的に口座番号の記入を求めると，臨床試験は患者さんの自発的精神に基づく部分が崩壊し，参加報酬の支払いとなり，この収入を求めて臨床試験を予定している医療機関を探しまわる例がでてしまうこともあります。

　他の側面として，わが国では面倒な手続きは一律にしてしまうという例に沿って，検討委員会の判断として，負担軽減費が一律の金額とされました。医療機関の近くに住むために，徒歩で通える参加者も，まれな疾患を対象とする臨床試験として少数の医療機関でしか実施されないために，離れた自宅から時間的にも交通費も多くを使って通院する参加者も，同金額を受け取ることは適当とはいえません。学会参加の交通費を会計担当者が計算するように，住所と利用交通機関を届ければ概算額は計算できるので個別の対応も可能と思われます。

　一律金額支給制度への疑問はインターネット上でも指摘されているだけに，各医療機関としても検討の価値がある課題と考えられます。

　筆者のお願いですが，私は講義においては講師と受講者の対話式が良いと思うので，出版でも，著者と読者の共同作業により，より良い書として育てていただくよう願います。本冊子は新たな試みとして計画されましたが，採用項目の見落し，表現上の勘違いも残っていると思われますので，ご意見は電子メールアドレス　mshrnakano@hotmail.co.jp あてご指摘いただければ，改訂時に備えて検討させていただきます。

審査の質確保と参加者保護のための
臨床研究倫理ガイドブック

2011年8月22日発行

著　者　中野 眞汎

発行所　ライフサイエンス出版株式会社
　　　　〒103-0024　東京都中央区日本橋小舟町11-7
　　　　TEL 03-3664-7900（代）　FAX 03-3664-7734
　　　　http://www.lifescience.co.jp/

印刷所　三報社印刷株式会社

Printed in Japan
ISBN 978-4-89775-292-1 C3047
© ライフサイエンス出版 2011

JCOPY 〈（社）出版者著作権管理機構 委託出版物〉
本書の無断複写は著作権法上での例外を除き禁じられています。
複写される場合は，そのつど事前に（社）出版者著作権管理機構
（電話 03-3513-6969, FAX 03-3513-6979, e-mail: info@jcopy.or.jp）
の許諾を得てください。